ライフサイエンス選書

サルコペニア がいろん
概論

監修・**荒井秀典** 国立研究開発法人国立長寿医療研究センター 副院長

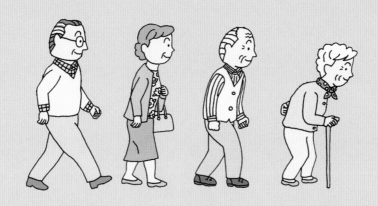

ライフサイエンス出版

序 | 今なぜサルコペニアの予防が重要なのか
－2025年問題と健康長寿－

　わが国は世界一の超高齢社会である。

　2015年の日本人の平均寿命は男性が80.79歳、女性は87.05歳と、男女ともトップクラスで、65歳以上の人口割合26.7％は2025年には30％を超え、75歳以上の高齢者は2,000万人を上回ると推計されている。さらに要支援、要介護認定を受けている高齢者は600万人以上、認知症も460万人を超えるとされる。だれもが自立した生活をできるだけ長く続けようと考えているにもかかわらず、現実には高齢者の約5人に1人は自立した生活が困難な状況となっている。しかし、サルコペニア、フレイルといった新しい老年症候群に注目し、国民一丸となってその予防に取り組むことにより、要介護や認知症の高齢者を減らすことができると考えられている。

　それでは、今われわれが取り組むべき課題である「サルコペニア」とはいったいどのような病態であろうか？

　加齢とともに骨格筋量は減少し、筋力は低下する。ヒトの骨格筋量は30歳代から年間1〜2％ずつ減少し、80歳ごろまでに30〜40％が失われるが、このような骨格筋量の減少は個人差が大きい。特に高齢者では骨格筋量の減少がある一定レベル以上に進行すると身体能力が低下し、日常生活機能の低下、転倒、入院、死亡などのリスクが高まる。また、免疫機能が低下し、感染症のリスクも高まる。このような背景から1989年にIrwin Rosenbergが「サルコペニア」という概念を初めて提唱した。すなわち、加齢に伴う骨格筋量減少を介入すべき病態として認識する、という考え方である。

　サルコペニアとは、ギリシャ語の筋肉を意味するsarxと、減少を意味するpeniaを組み合わせた造語である。骨格筋量減少は、歩

行速度や握力の低下といった身体能力の低下に繋がり、特に高齢者では歩行速度と平均余命との間に密接な関係があることがわかってきた。

　現在、サルコペニアは筋力低下や身体能力低下を伴う骨格筋量減少と定義され、欧州のサルコペニア研究グループ（EWGSOP）により、歩行速度、握力および骨格筋量を指標としたサルコペニアの診断基準が提唱された。その診断基準は欧米に先行を許したが、われわれもアジア・サルコペニア・ワーキンググループ（AWGS）を結成し、アジア人のためのサルコペニア診断基準を提唱した。この論文は2014年に発表したが、その後200を超える論文引用があり、多くのアジアの研究者がこの基準を用いていることが明らかとなっている。

　サルコペニアは診断とともに治療も必要な病態である。現時点では、保険病名として認められていないが、2016年10月1日よりICD-10に採用され、わが国においても保険病名として認められる日は近いと思われる。運動・栄養を中心とした介入を行うことにより、サルコペニアの改善が期待できるが、このような介入は医師だけではなく、看護師、管理栄養士、理学療法士などがチーム医療で介入することが重要である。今後サルコペニアに関する啓発が進むことにより、要介護高齢者が減少し、健康寿命のさらなる延伸が図れることを期待して、本書「サルコペニアがいろん」を企画した。

　医療従事者だけでなく、広く介護従事者にも本書を手にとっていただき、サルコペニアの基本を知って活用していただければ幸いである。

2017年5月
国立研究開発法人
国立長寿医療研究センター 副院長

荒 井 秀 典

執筆者一覧

● 監修

荒井　秀典　　国立長寿医療研究センター　副院長

● 執筆（掲載順）

石井好二郎　同志社大学 スポーツ健康科学部 スポーツ健康科学科 教授

小原　克彦　愛媛大学 社会共創学部 スポーツ健康マネジメントコース 教授

真田　樹義　立命館大学 スポーツ健康科学部 教授

重本　和宏　東京都健康長寿医療センター研究所 老年病態研究チーム 運動器医学 研究部長

若林　秀隆　横浜市立大学附属市民総合医療センター リハビリテーション科 講師

田中　政道　杏林大学 医学部 高齢医学

神﨑　恒一　杏林大学 医学部 高齢医学 教授

鮫島奈々美　鹿児島大学大学院 医歯学総合研究科 心身内科学分野

網谷真理恵　鹿児島大学大学院 医歯学総合研究科 地域医療学分野 離島へき地医療人育成センター

乾　　明夫　鹿児島大学大学院 医歯学総合研究科 心身内科学分野 教授

松井　康素　国立長寿医療研究センター ロコモフレイルセンター長 ロコモフレイル診療部長

佐竹　昭介　国立長寿医療研究センター フレイル予防医学研究室長

山田　　実　筑波大学人間系 准教授

小川　純人　東京大学大学院 医学系研究科 加齢医学 准教授

金　　憲経　東京都健康長寿医療センター研究所 自立促進と介護予防研究チーム 研究部長

葛谷　雅文　名古屋大学大学院 医学系研究科 地域在宅医療学・老年科学 教授

安藤富士子　愛知淑徳大学 健康医療科学部 スポーツ・健康医科学科 教授

下方　浩史　名古屋学芸大学大学院 栄養科学研究科 教授

神谷健太郎　北里大学医療衛生学部 リハビリテーション学科

笹子　敬洋　東京大学大学院 医学系研究科 糖尿病・代謝内科

植木浩二郎　国立国際医療研究センター 糖尿病研究センター長

千田　一嘉　国立長寿医療研究センター 臨床研究企画室長

杉本　　研　大阪大学大学院 医学系研究科 内科系臨床医学専攻 内科学講座老年・総合内科学 講師

楽木　宏実　大阪大学大学院 医学系研究科 内科系臨床医学専攻 内科学講座老年・総合内科学 教授

鳥井　美江　京都大学大学院医学研究科 人間健康科学系専攻 在宅医療看護学分野 助教

橋本　　求　京都大学医学部附属病院 リウマチセンター 特定助教

木下かほり　国立長寿医療研究センター 栄養管理部 臨床栄養主任

吉村　芳弘　熊本リハビリテーション病院 リハビリテーション科 副部長

大須賀洋佑　東京都健康長寿医療センター研究所 自立促進と介護予防研究チーム

田中喜代次　筑波大学体育系 教授

田中　友規　東京大学高齢社会総合研究機構／東京大学大学院 医学系研究科 加齢医学

飯島　勝矢　東京大学高齢社会総合研究機構 副機構長

高橋　　競　東京大学高齢社会総合研究機構

目次 CONTENTS

序　今なぜサルコペニアの予防が重要なのか ···································· 3

CHAPTER 1　第1章
筋肉ってすごい！

Q1　筋肉の種類と役割は？ ···································· 10

Q2　筋肉が減る原因は？ ···································· 12

Q3　筋肉が減少するメカニズムは？ ···································· 14

Q4　筋肉の減少をどう評価するのか？ ···································· 16

Q5　筋肉の減少による影響は？ ···································· 18

CHAPTER 2　第2章
サルコペニアについて知ろう

Q6　サルコペニアはどんな病気か？ ···································· 24

Q7　どのようなメカニズムで起こるのか？ ···································· 26

Q8　どのような症状が現れるか？ ···································· 28

Q9　重症化するとどのような問題があるのか？ ···································· 30

Q10　どのような人がなりやすいか？ ···································· 32

Q11　フレイルとの関係は？ ···································· 34

Q12　カヘキシアとの関係は？ ···································· 36

Q13　ロコモティブシンドロームとの関係は？ ···································· 38

CHAPTER 3　第3章
サルコペニアを見つけよう

Q14　どのように診断するのか？ ···································· 44

Q15　握力と歩行速度の測定法は？ ···································· 46

Q16　骨格筋量の測定法は？ ···································· 48

Q17　簡易検査・スクリーニング法は？ ···································· 50

CHAPTER 4　第4章
サルコペニアを治そう

Q18　治療の目的は？ ………………………………………… 54
Q19　運動療法の意義は？ …………………………………… 56
Q20　栄養療法の意義は？ …………………………………… 58
Q21　治療効果の評価法は？ ………………………………… 60

CHAPTER 5　第5章
サルコペニアで要介護にならないために

Q22　効果的な介護予防とは？ ……………………………… 64
Q23　サルコペニアに多い合併症は？ ……………………… 66
Q24　心不全との関係は？ …………………………………… 68
Q25　糖尿病との関係は？ …………………………………… 70
Q26　慢性閉塞性肺疾患との関係は？ ……………………… 72
Q27　腎臓病との関係は？ …………………………………… 74
Q28　関節リウマチとの関係は？ …………………………… 76
Q29　サルコペニア肥満とは？ ……………………………… 78
Q30　筋量・筋力アップのためのトレーニング法は？ …… 80
Q31　筋肉を増やすために必要な栄養素は？ ……………… 82
Q32　いくつになっても筋肉は鍛えられるか？ …………… 84
Q33　低栄養の高齢者をどのように見つけるか？ ………… 86
Q34　食事制限がある人へのアプローチは？ ……………… 88
Q35　咀嚼・嚥下機能障害へのアプローチは？ …………… 90
Q36　要介護者の筋力増強法は？ …………………………… 92
Q37　要介護者の栄養療法は？ ……………………………… 94
Q38　多職種連携―地域包括ケアシステムの事例 ………… 96
Q39　地域連携：予防プログラム・セルフチェック法 …… 98
Q40　市民啓発：笑いの効果・サロンづくり ……………… 100

結　これからの介護予防を見据えて …………………………… 111

略語一覧

ADL	activities of daily living	日常生活動作
AWGS	Asian Working Group for Sarcopenia	アジア・サルコペニア・ワーキンググループ
BIA	bioelectrical impedance analysis	生体電気インピーダンス法
BMI	body mass index	体格指数
CGA	comprehensive geriatric assessment	高齢者総合的機能評価
CKD	chronic kidney disease	慢性腎臓病
COPD	chronic obstructive pulmonary disease	慢性閉塞性肺疾患
CT	computed tomography	コンピュータ断層撮影
DXA	dual-energy X-ray absorptiometry	二重エネルギー X 線吸収法
EWGSOP	European Working Group on Sarcopenia in Older People	欧州サルコペニア・ワーキンググループ
FFM	fat free mass	除脂肪重量
IADL	instrumental activities of daily living	手段的日常生活動作
IGF-1	insulin-like growth factor-1	インスリン様成長因子 -1
IL	interleukin	インターロイキン
LBM	lean body mass	除脂肪重量
MRI	magnetic resonance imaging	核磁気共鳴画像法
mTOR	mammalian target of rapamycin	哺乳類ラパマイシン標的タンパク質
QOL	quality of life	生活の質
RT	resistance training	レジスタンストレーニング
SMI	skeletal muscle mass index	骨格筋指数
TNF-α	tumor necrosis factor α	腫瘍壊死因子 α

第1章

筋肉ってすごい！

Q1 筋肉の種類と役割は？
Q2 筋肉が減る原因は？
Q3 筋肉が減少するメカニズムは？
Q4 筋肉の減少をどう評価するのか？
Q5 筋肉の減少による影響は？

Chapter

CHAPTER 1

Q01

筋肉ってすごい！
筋肉の種類と役割は？

筋肉は３種類──骨格筋・心筋・平滑筋

　一般に筋肉というと骨格筋を指しますが、実際は筋肉には骨格筋、心筋、平滑筋（内臓筋）の３種類があります。心筋と平滑筋は不随意筋で、自分の意思では動かすことができません。一方、骨格筋は自分の意思で動かすことができる随意筋です。

　骨格筋と心筋は規則正しい縞模様（横紋構造）が確認されることから、まとめて横紋筋と呼ばれますが、随意筋と不随意筋など、機能面や構造面では大きく異なります。ここでは骨格筋に焦点を当てて解説します。

　骨格筋は成人男性で体重の約40％、成人女性では約35％を占める生体内で最大の臓器・組織です。運動器として捉えられることが多い骨格筋ですが、糖代謝や脂質代謝、熱産生機能にも重要な役割を果たしています。近年では骨格筋が内分泌器官としての役割も担っていることが明らかとなってきました。

骨格筋の筋線維は２種類

　骨格筋を構成する筋線維は収縮特性により２種類に分けられます。ミトコンドリアが多く、収縮速度は遅いが持久的（有酸素的）能力に優れる遅筋（slow-twitch: ST）線維と、ATPase活性が高く、大きな収縮力を生み出せますが持久的能力は低い速筋（fast-twitch: FT）線維です。

　ST線維はtypeⅠ線維、FT線維はtypeⅡ線維とも呼ばれます。さらに、FT線維は、持久的能力も併せもつFTa（typeⅡa）線維と、持久的能力に乏しく瞬間的収縮力に富むFTb（typeⅡb）線維の２種類に分けられます[1] 表。

　遅筋や速筋と呼ばれますが、遅筋がすべてST線維で、速筋がすべてFT線維でできているわけではありません。筋線維組成でST線維が明らかに多いものを遅筋、FT線維が多いものを速筋と呼びます。代表的な遅筋としてヒラメ筋、速筋として足底筋、腓腹筋などがあります。

骨格筋は糖代謝の主役

　骨格筋は糖代謝の主役で、70％以上ものグルコースを消費する臓器・組織です[2]。骨格筋のインスリン抵抗性（◯Q25参照）はさまざまな生活習慣病に関連します。肥満や内臓脂肪の蓄積だけでなく、体力や身体活動量の低下、高脂肪食などが骨格筋のインスリン抵抗性に関連することが報告されています[3]。健康な骨格筋では脂肪酸代謝が適正に行われますが、運動不足や肥満は骨格筋細胞内の過剰な脂質蓄積を招き、インスリン抵抗性を生じさせます。しかし、インスリン抵抗性が生じている状態でも、運動することによってグルコースの取込みと代謝が促進されます。また、日常的に運動を行うことで、脂質代謝機能や糖代謝機能が改善されます。すなわち、運動には急性と慢性、両方の効果があるのです。

　さらに、骨格筋からはさまざまなホルモン様物質（生理活性物質）が分泌され、多くの臓器・組織に作用していることがわかってきました。これらの生理活性物質をマイオカインと呼びます[4]。マイオカインの研究は始まったばかりで、今後の発展に期待が寄せられています。

【石井好二郎】

表　筋線維の種類と特性

	ST 線維 (type I 線維)		FTa 線維 (type IIa 線維)		FTb 線維 (type IIb 線維)
収縮速度	遅い	≪	速い	＝	速い
酸化能力	高い	≫	中間	＞	低い
解糖能力	低い	≪	高い	＝	高い
疲労耐性	高い	≫	中間	＞	低い

≫は大きな差異があることを、＞は差異があることを、＝はほとんど差異がないことを示す。

和田正信, 松永智. 筋線維の種類とその特徴. 入門運動生理学第4版（勝田茂編著）. 杏林書院. 2015. p.12-20. より引用

| CHAPTER 1 | 筋肉ってすごい！ |
| Q02 | **筋肉が減る原因は？** |

筋タンパク質の合成と分解のアンバランスで骨格筋量が減少

　骨格筋の量は、筋タンパク質の合成（同化）と分解（異化）のバランスにより維持されています。したがって、筋タンパク質の合成が減少したり分解が増加したりすると骨格筋量は減少します5) 図。

　筋タンパク質の合成が減少する要因として、身体活動の低下や中枢神経刺激の減少、同化ホルモンの減少、栄養摂取量（特にタンパク質摂取量）の減少などがあります6)。一方、筋タンパク質の分解が増加する要因には、炎症性サイトカインの分泌異常があります6)。

加齢に伴って骨格筋の量と機能も低下

　中枢神経の神経線維は加齢に伴って減少します。その結果、骨格筋への神経刺激が著しく低下し、筋量や筋機能に影響を及ぼします。

　性ホルモンは筋タンパク質の合成に影響しますが、炎症性サイトカインを抑制する働きもあります。また、女性ホルモンであるエストロゲンの減少が加齢に伴う神経線維減少に関連するとの報告もあります7)。

　加齢に伴って成長ホルモンが減少すると、骨格筋幹細胞である筋サテライト細胞（筋衛星細胞）の増殖に関与するインスリン様成長因子-1（IGF-1）の分泌を低下させます。これら加齢に伴う変化は、神経筋接合不全、毛細血管血流不全、筋サテライト細胞数減少を招き、筋再生能の低下をもたらします。

タンパク質摂取不足による低栄養

　高齢になるとさまざまな身体的・社会的・経済的要因によって栄養障害が生じます。身体的要因には、食欲不振、唾液分泌や咀嚼・嚥下機能の低下、消化器機能の低下などがあります。

　高齢者の栄養障害の主要な課題は低栄養です。高齢者ではタンパク質摂取量が体重1kgあたり0.4g未満になると筋タンパク質合成が減弱するとの報告も

あり[8]、高齢者は食事で十分なタンパク質摂取を心がけなければなりません。しかし、フレイル高齢者ではタンパク質摂取量が朝・昼・夕の3食間でバランスが悪い（特に朝食での摂取量が少ない）ことが報告されています[9]。1日に必要なタンパク質摂取量を満たしていても、3食間でのバランスが悪いと筋タンパク質の合成が低下する可能性があるため朝・昼・夕の3食を通じてタンパク質摂取量を確保することが骨格筋量の低下を防ぐことにつながります。

加齢による炎症性サイトカイン分泌異常

　腫瘍壊死因子α（TNF-α）、インターロイキン（IL)-1、IL-6などの炎症性サイトカインは、筋タンパク質の分解を促進し、合成を抑制します。これらのサイトカインの分泌が亢進すると、筋萎縮を促進します。しかし、IL-6は筋タンパク質合成にも関与していることが示唆されています。加齢による炎症性サイトカインの作用の変化については、今後の研究の成果が待たれるところです。

【石井好二郎】

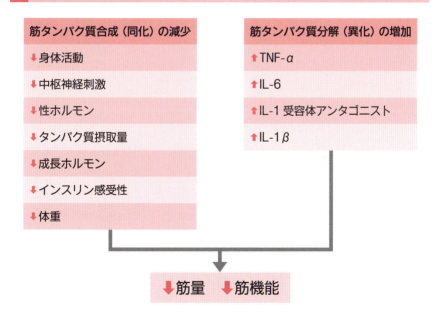

図　骨格筋量減少の原因

Roubenoff R, et al. J Gerontol A Biol Sci Med Sci 2000; 55: M716-24. より引用

CHAPTER 1

Q03

筋肉ってすごい！

筋肉が減少するメカニズムは？

　加齢に伴って骨格筋量は減少しますが、その減少の仕方は加齢性筋萎縮と不活動性筋萎縮とで大きく異なります。

加齢による筋萎縮：FT線維の萎縮が顕著

　加齢性筋萎縮は、骨格筋を構成する2種類の筋線維（➡ Q1参照）のうち、FT線維でより顕著です。その理由は筋サテライト細胞にあります。

　骨格筋はきわめて再生能力の高い臓器・組織です。筋線維（骨格筋細胞）の細胞膜と基底膜との間には骨格筋幹細胞である筋サテライト細胞が数個～数十個接着しています。通常、筋サテライト細胞は静止状態にありますが、骨格筋が損傷やトレーニングなどの過負荷を受けると、活性化して増殖し始め、筋芽細胞（筋前駆細胞）となります。筋芽細胞は筋細胞へと分化し、その筋細胞が融合することにより多核細胞である筋管となります。筋管は成長して筋線維となり、骨格筋が再生します。このように、筋の再生能力の大部分は筋サテライト細胞が担っているのです。この筋サテライト細胞は加齢に伴って減少しますが、特にFT線維において著しく減少します[10]図。これが、加齢性筋萎縮がFT線維でより顕著に起こる理由だと考えられます。

　運動時に動員される筋線維の種類は、運動強度が低いときはST線維のみが動員され、運動強度が増すにつれてFTa線維、さらにFTb線維も動員されます。小さなサイズの筋線維から順に動員されるので、これを「サイズの原理」といいます。一般的に、高齢になると特に高強度の運動を実施する機会が減少するので、FT線維への運動刺激が大きく低下します。このこともFT線維でより顕著な加齢性筋萎縮が起こる理由と考えられています。

　加齢性筋萎縮の特徴として、筋線維の萎縮にとどまらず、筋線維数の減少も起こります。この筋線維数減少もFT線維において顕著であり、骨格筋全体が遅筋化します[11]。

不活動による筋萎縮：ST線維の萎縮が顕著

　高齢者では長期間のベッドレスト（臥床療養）や２型糖尿病（◯Q25参照）、COPD（◯Q26参照）、カヘキシア（悪液質）（◯Q12参照）などによって不活動性筋萎縮が生じます。不活動性筋萎縮は抗重力筋で顕著で、そのため姿勢保持・制御機能が低下し、立位保持や歩行などの重力に抗した筋活動が困難になります。不活動性筋萎縮では、筋線維数は減少せず、FT線維に比較してST線維の萎縮が顕著です[12]。

　高齢者の骨格筋量は加齢性筋萎縮によって徐々に減少しますが、何らかの疾患などが原因となって不活動性筋萎縮が加わると、骨格筋量の減少が加速されます（疾患・障害により不活動性筋萎縮が先行する場合もあります）。

高齢者では大腿前面と臍部の筋肉が大きく減少

　高齢者で骨格筋量がもっとも減少しやすい部位は、大腿前面と臍部（腹直筋）です。60歳代では大腿前面と臍部の筋厚がピークの20歳代と比較して10～27％程度減少[13]、80歳代では大腿前面の筋厚が20歳代と比較して約40％減少すると報告されています[6]。

【石井好二郎】

図　若年者と高齢者の筋線維タイプごとの筋サテライト細胞数

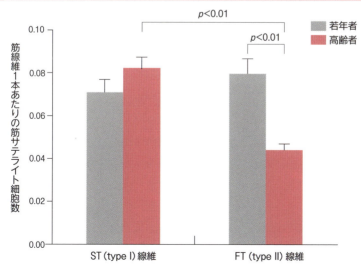

Verdijk LB, et al. Am J Physiol Endocrinol Metab 2007; 292: E151-7. より引用

CHAPTER 1

Q04

筋肉ってすごい！

筋肉の減少をどう評価するのか？

転倒・骨折、要介護のリスクは骨格筋の筋力と強く関連

骨格筋量が減少すると、転倒・骨折や要介護、メタボリックシンドロームなどのリスクが高まると考えられます。ところが、これらのリスクは骨格筋の量よりもむしろ機能（筋力や身体能力）と関連することが示唆されています[6]。

欧州のサルコペニア・ワーキンググループ（EWGSOP）は、骨格筋量の減少のみを「プレサルコペニア」と定義し（ ● Q9参照）、筋力や身体能力の低下は一般的には骨格筋量の減少に遅れて生じるとしています[14]。したがって、骨格筋量の減少を早期に発見することが、骨格筋の機能低下を予防するために有効です。

骨格筋量の評価法

現在、骨格筋量の評価には、骨格筋指数（skeletal muscle mass index：SMI）が用いられています。

SMI (kg/m^2)＝四肢骨格筋量 (kg) ÷［身長 (m) ×身長 (m)］

骨格筋量の測定法としては、二重エネルギーX線吸収法（DXA）と生体電気インピーダンス法（BIA）の2つが代表的です。

①DXAによる日本人のSMIの平均値

日本人を対象にDXAを用いた調査[15]によれば、18歳以上40歳以下のSMIの平均値±標準偏差（SD）は、男性$8.67 \pm 0.90kg/m^2$、女性$6.78 \pm 0.66kg/m^2$で、「クラス1」（平均値のマイナス1SDからマイナス2SD以内、プレサルコペニア）を、男性で$7.77kg/m^2$以下、女性で$6.12kg/m^2$以下、「クラス2」（平均値のマイナス2SD以下、サルコペニア）を、男性で$6.87kg/m^2$以下、女性で$5.46kg/m^2$以下としています。

②BIAによる日本人のSMIの平均値

日本人を対象に多周波数BIAを用いた調査では[16]、18歳以上40歳未満のSMIの平均値±SDは、男性$8.8 \pm 0.9kg/m^2$、女性$6.8 \pm 0.5kg/m^2$で、「クラス1」を、男性で$7.9kg/m^2$以下、女性で$6.3kg/m^2$以下、「クラス2」を、男

性で7.0kg/m²以下、女性で5.8kg/m²以下としています。
　しかしながら、これらの基準値は臨床的意義に基づいて決められたものではありません。

③アジア人における骨格筋量減少の基準

　アジアのサルコペニア・ワーキンググループ（AWGS）は、骨格筋量減少の基準として、DXAでは男性7.0kg/m²未満、女性5.4kg/m²未満、BIAでは男性7.0kg/m²未満、女性5.7kg/m²未満を提唱しています[17]（ Q14参照）。

若年女性の5人に1人が「隠れ肥満」

　日本人若年女性242例（平均21±2歳）を対象に、DXAにより身体組成を計測したわれわれの検討では、49例（1例はBMI＜18.5kg/m²）が隠れ肥満（BMIが25kg/m²未満でありながら、体脂肪率が30％を超える）と判定され、実に若年女性の約5人に1人は「隠れ肥満」であることがわかりました[18, 19]。この若年女性のSMIを算出したところ、骨格筋量が著しく少ない女性が数多く存在することが明らかとなりました図。本来であればもっとも骨格筋量が多い年代ですから、将来に不安を抱かせる現状といえるでしょう。

【石井好二郎】

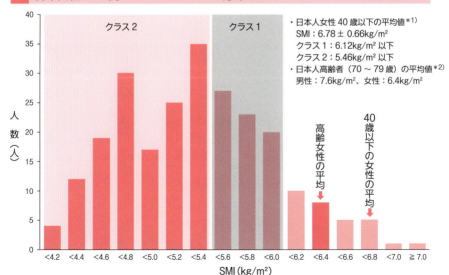

図　若年女性242例（21±2歳）のSMIの分布（DXA）

*1) Sanada K, et al. Eur J Appl Physiol 2010; 110: 57-65.（文献15）
*2) 国立長寿医療センター研究所 NILS-LSA活用研究室データより算出（文献20）

CHAPTER 1

Q05

筋肉ってすごい！
筋肉の減少による影響は？

　　サルコペニアにおける筋量減少と身体能力低下は、日常生活動作（ADL）の障害、易転倒性、骨折リスクの増大につながります。

日常生活動作の障害

　　米国の高齢者を対象としたCardiovascular Health Studyでは、手段的日常生活動作（IADL）とサルコペニアの関係を検討しています。家事の重動作/軽動作、買い物、炊事、支払い、電話の利用、の6項目で1項目以上に問題がある場合を「IADL障害あり」とすると、重症サルコペニア群でIADL障害の割合が有意に高いことがわかっています。また、IADL障害のない3,694例に対する8年以上の追跡調査で、重症サルコペニア群ではIADL障害の発生率が有意に高いことが報告されています[21]。

　　中国からも同様の報告がされています[22]。

転倒・骨折のリスクの増大

　　下肢のサルコペニアは重心動揺の増大をもたらし[23]、転倒や骨折のリスクを高めます。米国のRancho Bernardo Studyによれば、サルコペニアがあると男性の転倒リスクは2倍になることがわかっています[24]。筋量が増えると身体能力が改善するだけでなく骨の強度が高まります。サルコペニアは骨折のリスクを上昇させますが、女性ではサルコペニアと骨折のしやすさは関連しないとの報告もあります[25]。

生命予後への影響

　　フレイル（● Q11参照）の要因でもあるサルコペニアは死亡のリスクを上昇させます。イタリアで地域在住の80歳以上の364例を7年間以上追跡した研究によれば、非サルコペニア群に比べてサルコペニアがあると死亡率は2.32倍でした[26]。オーストラリアの地域在住の70歳以上の1,705例を5年間追跡

した研究でも、サルコペニアは身体機能障害、施設入所のリスクとともに死亡のリスクも上昇させました[27]。

約14万人という多数例において握力と4年間の死亡率との関係を調べた研究では、握力の低下は全死亡、心血管死亡、心血管疾患発症のリスクを上昇させることがわかっています[28]。さらに、握力が低下している群では、疾患を発症した場合の致死率が有意に高くなっていました[28]図。サルコペニアがあると、ストレスが加わった際に重篤な結果に至る可能性を示すものです。周術期の予後とサルコペニアとの関係においても同様の結果が認められています[29]。

サルコペニアでは動脈壁硬化が進展して、中心血圧の上昇を伴っていることをわれわれの研究でも認めています[30]。サルコペニアは、筋力低下に関連する身体機能の障害をもたらすだけでなく、フレイルとも関連して心血管疾患や死亡リスクを高めることを理解する必要があります。

【小原克彦】

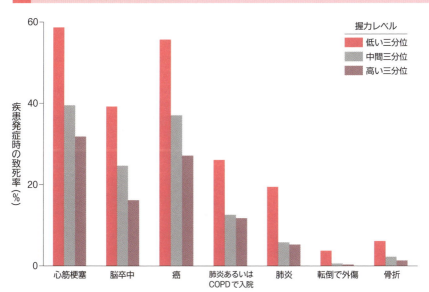

図 握力と疾患発症時の致死率

対象と方法：世界17ヵ国、139,691例を対象に握力は生命予後を予測できるかを前向きに検証した（PURE study）。
結果：139,691例を中央値4.0年間追跡し、3,379例（2.4%）が死亡した。5kgの握力低下は、全死亡（ハザード比1.16）、心血管死亡（1.17）、心筋梗塞（1.07）、脳卒中（1.09）のリスク因子であった。握力が低い群では疾患を発症すると致死率が高くなることが示されている。

Leong DP, et al. Lancet 2015; 386: 266-73. より引用

第1章：文献

1) 和田正信，松永智. 筋線維の種類とその特徴. 入門運動生理学 第4版（勝田茂編著）. 杏林書院. 2015.

2) DeFronzo RA. Lilly lecture 1987. The triumvirate: beta-cell, muscle, liver. A collusion responsible for NIDDM. Diabetes 1988; 37: 667-87.

3) Takeno K, et al. Relation between insulin sensitivity and metabolic abnormalities in Japanese men with BMI of 23-25 kg/m². J Clin Endocrinol Metab 2016; 101: 3676-84.

4) 眞鍋康子. 骨格筋代謝と疾患の最前線 内分泌器官としての骨格筋. 実験医学 2014; 32: 1346-52.

5) Roubenoff R, et al. Sarcopenia: current concepts. J Gerontol A Biol Sci Med Sci 2000; 55: M716-24.

6) 安部孝ほか. サルコペニアを知る・測る・学ぶ・克服する. ナップ. 2013.

7) Morrison JH, et al. Life and death of neurons in the aging brain. Science 1997; 278: 412-9.

8) Moore DR, et al. Protein ingestion to stimulate myofibrillar protein synthesis requires greater relative protein intakes in healthy older versus younger men. J Gerontol A Biol Sci Med Sci 2015; 70: 57-62.

9) Bollwein J, et al. Distribution but not amount of protein intake is associated with frailty: a cross-sectional investigation in the region of Nürnberg. Nutr J 2013; 12: 109.

10) Verdijk LB, et al. Satellite cell content is specifically reduced in type II skeletal muscle fibers in the elderly. Am J Physiol Endocrinol Metab 2007; 292: E151-7.

11) Trappe SW, et al. Skeletal muscle characteristics among distance runners: a 20-yr follow-up study. J Appl Physiol (1985) 1995; 78: 823-9.

12) 町田修一ほか. サルコペニアのメカニズム. 鈴木隆雄（監修）. サルコペニアの基礎と臨床. 真興交易. 2011.

13) 真田樹義. 中高年者の筋量・筋力低下と運動・スポーツ. 樋口満ほか（編）. からだの発達と加齢の科学. 大修館書店. 2012.

14) Cruz-Jentoft AJ, et al. Sarcopenia: European consensus on definition and diagnosis: Report of the European Working Group on Sarcopenia in Older People. Age Ageing 2010; 39: 412-23.

15) Sanada K, et al. A cross-sectional study of sarcopenia in Japanese men and women: reference values and association with cardiovascular risk factors. Eur J Appl Physiol 2010; 110: 57-65.

16) Tanimoto Y, et al. Association between muscle mass and disability in performing instrumental activities of daily living (IADL) in community-dwelling elderly in Japan. Arch Gerontol Geriatr 2012; 54: e230-3.

17) Chen LK, et al. Sarcopenia in Asia: consensus report of the Asian Working Group for Sarcopenia. J Am Med Dir Assoc 2014; 15: 95-101.

18) Kishimoto N, et al. Lipoprotein metabolism, insulin resistance, and adipocytokine levels in Japanese female adolescents with a normal body mass index and high body fat mass. Circ J 2009; 73: 534-9.

19) 石井好二郎.【新しい診断基準　国際化をめぐって】隠れ肥満の基準は？　正常体重肥満（いわゆる隠れ肥満）の判定基準について教えてください. 肥満と糖尿 2010; 9: 393-4.

20) 国立長寿医療研究センター NILS-LSA活用研究室第3次調査モノグラフ. http://www.ncgg.go.jp/cgss/department/ep/monograph3rd/index.html

21) Janssen I. Influence of sarcopenia on the development of physical disability: the Cardiovascular Health Study. J Am Geriatr Soc 2006; 54: 56-62.

22) Woo J, et al. Defining sarcopenia in terms of risk of physical limitations: a 5-year follow-up study of 3,153 chinese men and women. J Am Geriatr Soc 2009; 57: 2224-31.

23) Ochi M, et al. Quadriceps sarcopenia and visceral obesity are risk factors for postural instability in the middle-aged to elderly population. Geriatr Gerontol Int 2010; 10: 233-43.

24) Castillo EM, et al. Sarcopenia in elderly men and women: the Rancho Bernardo study. Am J Prev Med 2003; 25: 226-31.

25) Scott D, et al. Fall and fracture risk in sarcopenia and dynapenia with and without obesity: the role of lifestyle interventions. Curr Osteoporos Rep 2015; 13: 235-44.

26) Landi F, et al. Sarcopenia and mortality risk in frail older persons aged 80 years and older: results from ilSIRENTE study. Age Ageing 2013; 42: 203-9.

27) Hirani V, et al. Sarcopenia is associated with incident disability, institutionalization, and mortality in community-dwelling older men: the concord health and ageing in men project. J Am Med Dir Assoc 2015; 16: 607-13.

28) Leong DP, et al. Prognostic value of grip strength: findings from the Prospective Urban Rural Epidemiology (PURE) study. Lancet 2015; 386: 266-73.

29) Hasselager R, et al. Core muscle size assessed by perioperative abdominal CT scan is related to mortality, postoperative complications, and hospitalization after major abdominal surgery: a systematic review. Langenbecks Arch Surg 2014; 399: 287-95.

30) Ohara M, et al. Portable indices for sarcopenia are associated with pressure wave reflection and central pulse pressure: the J-SHIPP study. J Hypertens 2015; 33: 314-22.

第2章
サルコペニアについて知ろう

- Q6 サルコペニアはどんな病気か？
- Q7 どのようなメカニズムで起こるのか？
- Q8 どのような症状が現れるか？
- Q9 重症化するとどのような問題があるのか？
- Q10 どのような人がなりやすいか？
- Q11 フレイルとの関係は？
- Q12 カヘキシアとの関係は？
- Q13 ロコモティブシンドロームとの関係は？

Chapter 2

CHAPTER 2

Q06

サルコペニアについて知ろう

サルコペニアはどんな病気か？

サルコペニアの意味と病態

サルコペニアはギリシャ語の筋肉を意味する「サルコ（sarx）」と喪失を意味する「ペニア（penia）」から作られた言葉で、1989年にRosenbergが初めて提唱しました[1]。「加齢性筋肉減少症」と訳されていますが、筋肉（骨格筋）の量の減少だけでなく、筋力と身体能力も低下した状態を表します。

ヒトの筋肉量（筋量）はCTやMRI、DXAなどを用いて、ほぼ精確に測定できます。MRIで全身の骨格筋量を測定したところ、成人期以降、10年間に男性でおよそ2kg減少、女性ではおよそ1kg減少していました[2]。

加齢による筋量の減少と筋力の低下が起こりやすいのは、太ももの前部（大腿四頭筋）や臍部（腹直筋）と、ふくらはぎ（下腿三頭筋）などの重力に逆らう骨格筋（抗重力筋）です。

サルコペニアの診断基準と病期分類

EWGSOPはサルコペニアの診断基準として、骨格筋の筋量、筋力、そして身体能力の3要素の評価を用いることを推奨しています[3]。それぞれについて実際に多く用いられている指標は、骨格筋量としてはDXAやBIAによる四肢骨格筋量、筋力としては握力、そして身体能力としては歩行速度です。

サルコペニアは加齢のみが原因の一次性サルコペニアと、活動、疾患、栄養が原因の二次性サルコペニアに分類されます[3] 表。また、病期により「プレサルコペニア」「サルコペニア」「重症サルコペニア」の3段階に分類することを提唱しています（→ Q9参照）。これらはそれぞれ、筋量の減少に加えて、筋力と身体能力が低下しているかどうか，その重複によって分類されています。

AWGSも同様に、筋量減少があり、さらに筋力低下かまたは歩行速度低下があれば、サルコペニアとしています[4]（→ Q14参照）。

原因から考えるサルコペニア予防法

　サルコペニアを放置すると骨粗鬆症や糖尿病などさまざまな慢性疾患を引き起こす可能性があり、また身体的障害や要介護の原因ともなります。誰でも歳を取ると手足が細くなったり、胸の筋肉の厚みがなくなったりしますが、介入によってその程度を遅らせたり、予防できることがわかってきています。

　筋肉はタンパク質の合成（同化）と分解（異化）によって組織の再生が繰り返され、その量が維持されています。サルコペニアの直接的な原因は、筋タンパク質の合成を促進する刺激の減少と、筋タンパク質の分解を促進する刺激の増加です（●Q2参照）。

　筋タンパク質合成刺激の減少の要因となるのは、中枢神経刺激や身体活動量の減少、性ホルモン・成長ホルモン分泌の減少、そしてタンパク質摂取量の減少などです[5]。一方、筋タンパク質分解刺激の増加の要因となるのは、無症状性の炎症やTNF-α、レプチン、IL-6などのサイトカイン（異化サイトカイン）の分泌亢進です。これら異化サイトカインの分泌異常は、メタボリックシンドロームとも関連しています。

　これらの要因のなかで、身体活動量の減少とタンパク質摂取量の減少、メタボリックシンドロームは、本人の意識的な努力や医療による積極的な介入によって、予防・改善できる可能性があります。

【真田樹義】

表　原因によるサルコペニアの分類（EWGSOP）

一次性	加齢性サルコペニア	加齢以外に明らかな原因がない
二次性	活動によるサルコペニア	寝たきり、不活発な生活スタイル、廃用性筋萎縮、無重力
	疾患によるサルコペニア	重症臓器不全（心臓、肺、肝臓、腎臓、脳）、炎症性疾患、悪性腫瘍、内分泌疾患
	栄養によるサルコペニア	エネルギーおよびタンパク質の摂取量不足（吸収不良、消化管疾患、および食欲不振を起こす薬剤使用などに伴う）

Cruz-Jentoft AJ, et al. Age Ageing 2010; 39: 412-23. より引用

CHAPTER 2

Q07

サルコペニアについて知ろう

どのようなメカニズムで
起こるのか?

　サルコペニアは、当初は加齢により骨格筋量が減少する病態と考えられていました[6]が、最近では筋量だけでなく筋力と身体能力も低下する病態と理解されるようになりました[4]。サルコペニアはさまざまな因子の加齢に伴う変化によって起こり、そのメカニズムはきわめて複雑です図。また、筋肉は体重の約40%を占める生体内最大の代謝調節器官でもあり、サルコペニアの成因には筋肉の運動機能だけでなく代謝調節機能も関与しています[7]。

加齢による神経筋シナプスの形態変性

　筋の運動機能を維持するためには、筋組織と運動神経が連携して運動時に必要な代謝産物、エネルギー量や酸素消費量の需要増大に対応する必要があります。脊髄にある運動神経細胞の細胞体から伸びた神経線維の終末部は、筋細胞と接して神経筋シナプス（接合部）を形成しています。加齢に伴ってこの神経筋シナプスの断片化、構造の単純化、神経終末の分枝化が起こります。このような神経筋シナプスの形態変性は、運動神経終末から分泌される神経伝達分子（アセチルコリン）の作用効率を下げ、サルコペニアにおける筋力低下や筋萎縮の原因となります。さらに、ビタミンDが神経筋シナプスの構造の維持に有効との報告もあります[8, 9]。

筋幹細胞の老化との関係

　サルコペニアの筋では、筋線維の数と断面積が減少しています[10]。発生期の筋線維の形成や筋が損傷したときの修復には、再生・分化能をもつ筋幹細胞が必要ですが、加齢により筋幹細胞の再生・分化能や修復効率は低下します。しかし、筋の単なる加齢変化では明らかな筋損傷がみられないことや、筋幹細胞が筋線維の維持に必ずしも必要ではないとの報告もあり[11, 12]、筋幹細胞の老化とサルコペニアの因果関係は、今後の課題です。

代謝バランスの破綻と可塑性の喪失

　筋力や身体能力の低下は認知症を含む老年症候群、要介護や死亡のリスクと相関することが明らかになっています[13]。加齢による全身の変化は、筋量の減少ではなく筋の質的な変化と強く関連していることを示唆しています。

　筋肉も他の組織と同様に、通常は筋タンパク質の同化（合成）と異化（分解）が平衡状態に保たれています。骨折や脳血管障害などによりベッドレストで筋が不活動状態になると、同化と異化のバランスが急速に崩れ、筋は2週間で萎縮します。この萎縮した筋は通常の生活に戻ればすぐに改善されますが、加齢とともにその回復力は低下し、また加齢に伴う低栄養・低タンパク質は回復をさらに阻害します。

　サルコペニアの萎縮した筋ではST線維の割合が相対的に増えると考えられます[7, 14]。若い筋では、運動により筋線維が肥大するだけでなく、運動の種類（筋力／耐久トレーニング）によってFT線維とST線維（ Q1参照）の割合を変化させることができますが、加齢とともにこのような可塑性は失われます。

　免疫細胞の機能制御を担う多くのサイトカインは筋からも分泌されていて、サイトカイン以外の分泌タンパク質を含めてマイオカインと総称します[15]。マイオカインは肝臓、膵臓、脂肪組織、免疫組織、骨、脳などにも血流で運ばれ、マイオカインの分泌制御は筋の運動機能や体内の栄養環境の影響を受けるため、サルコペニアだけでなく認知症など老年症候群の成因と強い関連があると考えられます[16]。

【重本和宏】

図　骨格筋の老化メカニズムとサルコペニア

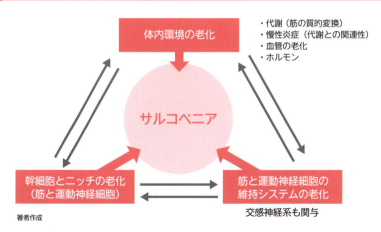

著者作成

| CHAPTER 2 | サルコペニアについて知ろう |
| Q08 | **どのような症状が現れるか?** |

サルコペニアでは筋量減少、筋力低下、身体機能低下により、さまざまな症状表が現れますが、意識しなければ気づかない症状も少なくありません。

筋量減少による症状とリスク

①体重減少

ヒトの体重の約40％は筋肉が占めているので、筋量が減少すると多くの場合、体重も減少します。しかし、筋量が減少しても体脂肪が増加する場合は、体重が減少するとは限らず、むしろ増加することもあります（ ⇒ Q29参照）。

②冷え性

筋肉はエネルギーを消費して熱を産生する臓器で、安静時エネルギー消費量の20％強は筋肉で消費されます。そのため、筋量が減少すると筋肉での熱産生も減少し、体温がやや低めになるので、冷え性になりやすくなります。

③熱中症・脱水のリスク

筋肉の成分でもっとも多いのはタンパク質ではなく水分で、約75％を占めています。そのため、筋量が減少すると全身の水分も減少し、熱中症や脱水になりやすい身体になります。

④骨粗鬆症のリスク

筋量が減少すると骨密度も低下して骨粗鬆症になる可能性が高まります。また、骨粗鬆症患者はサルコペニアを合併していることが少なくありません。

⑤糖尿病のリスク

筋量が減少するとインスリン抵抗性となり、糖尿病を発症しやすくなります。糖尿病患者はサルコペニアを合併していることが少なくありません。

筋力低下による症状とリスク

①立ち上がるのが困難

下肢の筋力が低下すると、椅子から立ち上がるときに何かにつかまらないと

難しくなります。椅子の高さが低いとつかまるものがあっても立ち上がりにく
く、床に座った状態から立ち上がることはさらに難しくなります。

②**力を必要とする作業ができない**

握力が低下すると、缶飲料などの缶やペットボトルの蓋を開けるのが難しく
なります。

③**疲れやすい**

日常生活を送るには一定以上の筋力が必要です。筋力が低下すると、最大筋
力に近い筋力を日常的に使うことになるため、疲れやすくなります。そのため
あまり外出しなくなり、ますます筋力が低下するという悪循環に陥ります。

④**バランスが悪い・転びやすい**

筋力低下により立位や歩行時のバランス能力が低下し、転倒しやすくなりま
す。片足で立っていられる時間が1分未満になったら要注意です。

身体機能低下による症状とリスク

①**横断歩道を渡りきれない**

歩行者用の信号の多くは、毎秒1mの歩行速度で渡りきれるように設定され
ています。そのため、歩行速度が低下すると青信号のうちに横断歩道を渡りき
れなくなります。

②**階段昇降が難しい**

階段の上り下りが辛いので、できるだけ階段を使わないようになります。呼
吸機能や心機能が低下している場合も、階段を使用しなくなります。

③**閉じこもりがちになる**

外出するのが億劫になり、あまり外出しなくなるため、身体機能がさらに低
下して閉じこもるという悪循環に陥りやすくなります。　　　　【若林秀隆】

表 サルコペニアによる症状	
筋量減少	体重減少、冷え性、熱中症・脱水予備群、骨粗鬆症予備群、糖尿病予備群
筋力低下	椅子から立ち上がりにくい、ペットボトル・缶詰の蓋を開けられない、疲れやすい、バランスが悪い・転びやすい
身体機能低下	横断歩道を渡りきれない、階段昇降が難しい、閉じこもりがちになる

著者作成

CHAPTER 2
Q09

サルコペニアについて知ろう

重症化するとどのような
問題があるのか？

重症化によるさまざまな障害と転帰

　サルコペニアは、プレサルコペニア、サルコペニア、重症サルコペニアの3段階に分類されます[3] 表。重症化したサルコペニアでは、筋量減少、筋力低下、身体能力低下のすべてを認め、さらに、骨格筋以外の筋肉も含めて、次のようにさまざまな問題が生じやすくなります。

① 転倒・骨折

　バランス能力が低下して転びやすくなるうえに、骨粗鬆症を合併しやすく、合併すると骨折しやすくなります。転倒すると5〜10%の割合で骨折します。寝たきりになりやすい大腿骨近位部骨折は、転倒すると1〜2%の割合で生じます。

② 寝たきり

　大腿骨近位部骨折患者では、サルコペニアを合併していると寝たきりになる確率が高くなります。また、サルコペニアの高齢者が何らかの疾患や手術のために入院すると、あまり動かなくなることや十分な食事や栄養を摂取しないこと、そして疾患や手術そのものの影響で、サルコペニアが重症化し、寝たきりになる確率が高まります。

③ QOL（生活の質）の低下

　活動性が低下し、また自分でできることが少なくなるので、QOL（人生に対する満足度、充実度、生きがいなどを含む）が低下します。

④ 死亡リスクの増大

　何らかの疾患や手術で入院した場合、重症サルコペニアであると死亡率が高まります。疾患や手術の際は、自分の筋肉を分解してエネルギーを体内で作りだし、疾患や侵襲と戦おうとしますが、重症サルコペニアになると利用できる筋肉がきわめて少なく十分に分解できないため、疾患に負けてしまいます。

⑤ 嚥下障害

　飲み込み（嚥下）には数多くの筋肉が関与しています。重症サルコペニアは

手足の筋肉だけでなく、嚥下に関連する筋肉にも生じます。嚥下関連筋がプレサルコペニアであれば、老嚥（老人性嚥下機能低下）を認める程度なので、経口摂取は可能ですが、重症サルコペニアになると、経口摂取ができなくなることがあります。特に誤嚥性肺炎で入院すると、安静と絶食、不十分な栄養管理、肺炎の影響などのため、多くの例でサルコペニアが重症化します。

⑥ 呼吸障害

呼吸には肺だけでなく横隔膜などの呼吸筋の働きが重要です。重症サルコペニアは呼吸に関連する筋肉にも生じます。呼吸筋が重症サルコペニアになると、重度の呼吸障害で人工呼吸器管理が必要になることがあります。

⑦ 低栄養で筋力トレーニングの効果が出にくい

重症サルコペニアは筋力トレーニングだけでは改善されにくいです。重症サルコペニア患者の多くが、低栄養だからです。食事や栄養摂取が不十分な状態で筋力トレーニングを続けると、かえってサルコペニアと低栄養が悪化して逆効果です。

重症化の予防と治療にリハビリテーション栄養

サルコペニアが重症化するとこれらの問題を生じるので、重症化させないために運動と栄養が大切です。また重症サルコペニアと低栄養で寝たきり、嚥下障害、呼吸障害になっている患者に対しては、リハビリテーションが必要です。しかし、リハビリテーションだけでは十分な効果を期待できません。栄養改善を目指した攻めの栄養管理とリハビリテーションを併用する「リハビリテーション栄養」で治療する必要があります。

【若林秀隆】

表 サルコペニアの病期分類（EWGSOP）			
ステージ	筋量	筋力	身体能力
プレサルコペニア	⬇		
サルコペニア	⬇	⬇　　もしくは	⬇
重症サルコペニア	⬇	⬇　　かつ	⬇

Cruz-Jentoft AJ, et al. Age Ageing 2010; 39: 412-23. より引用

CHAPTER 2
Q10

サルコペニアについて知ろう
どのような人がなりやすいか？

頻度に性差、人種差はある

　英国中心の平均年齢67歳の男女を対象とした欧州の疫学研究では、サルコペニアの頻度は男性で4.6％、女性で7.9％でした[17]。女性は男性に比べて筋肉が少なく皮下脂肪が多いので、男性よりもサルコペニアになりやすいと考えられます。また、椅子立ち上がりテストの成績と健康関連QOLの指標であるSF-36のスコアは、非サルコペニア群に比べてサルコペニア群で有意に劣っていました。

　サルコペニアの頻度は、当然のことながら加齢とともに上昇します。Baumgartnerらは、米国のヒスパニック系と非ヒスパニック系の高齢男女883例を対象とする研究で、DXAによる体肢筋量を用いてサルコペニアの判定基準を世界で初めて示し、その頻度を調べています。ヒスパニック系でも非ヒスパニック系でも、サルコペニアの頻度は加齢とともに上昇し、男性よりも女性で高率でした[18] 図。また、非ヒスパニック系では全体的にヒスパニック系よりも低率で、人種間で若干の差がみられました。

さまざまな健康関連因子との関係

　Baumgartnerらはサルコペニアと健康関連因子との関連についても検討しています。その結果、男性では年収と肺疾患、喫煙、日常的なアルコール摂取との関連が高く、女性では喫煙、冠動脈疾患、脳梗塞、人種との関連が高いことがわかりました[18]。

　われわれの研究グループは、日本人の成人男女を対象として同様の方法でサルコペニアを判定し、サルコペニアと心血管疾患のリスクとの関係を調べました[19]。その結果、非サルコペニア群に比べてサルコペニア群では、腹囲が有意に低いにもかかわらず、男性の場合、血中グリコヘモグロビン濃度（HbA1c）が有意に高値でした。そこで、対象の男性を64歳までの中年群（40〜64歳）と65歳以降の高齢群（65〜85歳）に分けると、中年群ではHbA1cと体肢筋

量との間に相関が認められませんが、高齢群では有意な負の相関が認められました。サルコペニアの日本人男性では高齢になるほど糖尿病のリスクが高まるようです。一方、女性では非サルコペニア群に比べてサルコペニア群で脈波伝播速度が有意に高い値でした。サルコペニアの日本人女性では動脈硬化にも関連するようです。

骨格筋指数による分類と身体能力の関係

現在、骨格筋量の評価には主にDXAとBIAが用いられています。DXAは体重を骨量、体脂肪量、除脂肪軟組織量に分け、体組成を評価するもので、骨粗鬆症の診断や体脂肪量、筋量の評価に広く用いられています（Q16参照）。

Janssenらは、BIAによる骨格筋指数（SMI＝骨格筋量/体重×100）が18〜40歳の若年者の平均値のマイナス1SDからマイナス2SD以内を「クラス1」（プレサルコペニア）、平均値のマイナス2SD以下を「クラス2」（サルコペニア）と分類しました[20]。この基準に従って60歳以上の男女4,504例を対象にサルコペニアと身体機能との関連を調べたところ、男女ともクラス2（サルコペニア）は、歩行能力、椅子立ち上がりなどの起居動作、家事の可不可との関連が認められました。

【真田樹義】

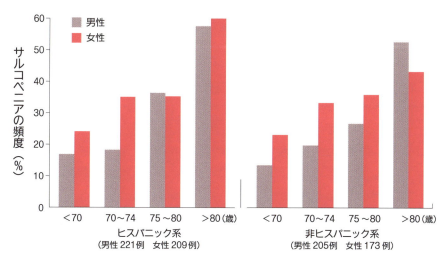

図　米国高齢者におけるサルコペニアの頻度

Baumgartner RN, et al. Am J Epidemiol 1998; 147: 755-63. より作図

CHAPTER 2
Q11

サルコペニアについて知ろう
フレイルとの関係は?

サルコペニアとフレイルの関係

　人は誰でも老いとともに心身の機能が弱まっていきます。「フレイル（frail）」は、高齢期に生理的予備能が低下してストレスに対する抵抗力が弱まり、生活機能障害、要介護状態、死亡などに陥りやすい状態を表します。つまり、フレイルは加齢による生理的な変化はあるものの健常な状態と、要介護状態との中間の状態ですが、適切な治療・介入によって再び健常な状態に戻る可能性があります。しかし、フレイルの定義や診断基準について国際的な統一見解は得られていません。

　フレイルは、筋力の低下により動作の俊敏性が失われて転倒しやすくなるといった身体的フレイルのみならず、認知機能障害やうつなどの精神・心理的フレイル、独居や閉じこもりなどの社会的フレイルの3つから成る概念です[21] 図。

　サルコペニアは、身体的フレイルの一要因です。筋量減少に加えて筋力低下と身体能力低下により評価されます。身体的フレイルの要因[22]には、骨粗鬆症、変形性膝関節症など、ロコモティブシンドローム（ Q13参照）を構成する他の疾患も含まれます。

欧米のフレイル判定基準

　海外ではさまざまなフレイルの判定基準が用いられていますが、それらは2種類に大別されます。

　1つは、フレイルに特有の「表現型」（症状）があるという考え方に基づくものです。代表的なFriedら[23]の方法では、体重減少、握力低下、易疲労感、歩行速度低下、低活動レベルの5項目についてそれぞれ指標が設定され、3項目以上で指標に該当すればフレイルとみなされます。

　もう1つは、フレイルを加齢に伴うさまざまな欠陥・健康障害が集積した状態と考えるものです。代表的なRockwoodら[24, 25]の「フレイル指標」では、ADL、疾患、認知機能、心理・社会的健康度などに関する70のチェック項目

で健康障害の程度を評価します。

わが国の要介護リスク評価ツール

わが国では新開らによる「介護予防チェックリスト」[26, 27]と、厚生労働省が作成し地域支援事業（介護予防）で活用されている「基本チェックリスト」があります。この2つはどちらも、要介護状態となるリスクの高い高齢者をスクリーニングするために開発されたツールですが、フレイルのスクリーニングにも有用であることが確認されています。

① 介護予防チェックリスト

Friedらの「表現型」の考え方に近く、15項目の質問で「閉じこもり」「転倒」「低栄養」の有無とその程度を評価するもので、Friedらの5項目の指標と密接に関連する質問項目を含んでいます。

② 基本チェックリスト

Rockwoodらのフレイル指標に近いもので、25項目の質問で構成されています。地域において要支援・要介護状態となる前からの介護予防を推進することで、介護予防が必要な高齢者を早期に発見し、介護を必要とする生活を未然に防ぐことを目的としています。基本健康診査から介護予防ケアマネジメントまでの流れのなかで、基本チェックリストは特定高齢者を決定することに用いられています[28]。

【田中政道・神﨑恒一】

図　サルコペニアとフレイルの関係

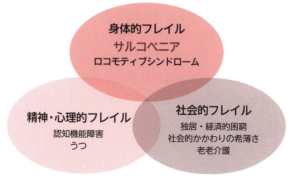

葛谷雅文. Modern Physician 2011; 31: 1288-91. より改変

CHAPTER 2

Q12

サルコペニアについて知ろう

カヘキシアとの関係は？

カヘキシアとサルコペニアの違い

　カヘキシア（悪液質）は食欲低下、痩せを主徴とする病態で、癌をはじめ多くの疾患に合併します[29, 30]。過去12ヵ月以内に5%以上の体重減少がみられ、筋力低下、疲労、食欲低下、体脂肪量減少、血液検査値異常（炎症反応、貧血、低アルブミン血症）の5項目のうち3項目を満たす場合にカヘキシアと診断されます（国際カヘキシア学会基準）[30]。

　カヘキシアではサルコペニアと同様に骨格筋萎縮による筋量減少、筋力低下がみられますが、サルコペニアでは一般に食欲低下や体脂肪量減少はみられません。また、両者の成因は大きく異なります。サルコペニアは加齢に伴うホルモン（成長ホルモン、性ホルモン）の減少と炎症性サイトカインの分泌亢進を背景に、タンパク質摂取不足と身体活動量の減少により生じます。それに対してカヘキシアは、重篤な疾患に伴う炎症性サイトカインの活性化による代謝異常が原因です[31]図。

両者のメカニズムに共通する因子

　このようにサルコペニアとカヘキシアは背景や原因が異なりますが、両者のメカニズムには共通する因子があります。

　食欲と体重の調節には脂肪組織から放出されるレプチン、胃から放出されるグレリンなどのホルモンが重要な役割を果たします[29, 30]。ヒトが飢えを感知すると、摂食亢進物質（神経ペプチドY/アグーチ関連ペプチド）を発現している神経細胞がグレリンにより活性化されて食欲が促進し、エネルギー消費が減少して体重が回復します。カヘキシアは、炎症性サイトカインやセロトニン（5-HT）、コルチコトロピン放出因子（CRF）の増加によって、この飢えに対する応答機構が破綻し、エネルギーの恒常性が維持できない状態です。

　食欲・体重調節系の変調は、サルコペニアにも関与しています。レプチンはタンパク質分解を促進します。CRFは食欲を抑制し、また副腎皮質ホルモン

系（ACTH/コルチゾール）を介して筋タンパク質の分解を促進します。一方、グレリンは成長ホルモン系（GH/IGF-1）を活性化し、サルコペニアを改善します。炎症性サイトカイン、PIF（proteolysis-inducing factor）、マイオスタチンなどは筋肉を負に制御し、筋タンパク質の合成低下や分解亢進（ユビキチン・プロテアソーム系）を引き起こします。

癌に伴うカヘキシアとその治療

　癌に伴うカヘキシアは癌患者全体の60〜80％に認められ、癌死の原因の20〜25％を占めています[29, 30, 32]。食欲低下、エネルギー消費の増加（基礎代謝の亢進）、筋量と体脂肪量の減少が顕著です。感染症・発熱・腸閉塞など癌に伴う合併症や、化学療法・放射線療法といった癌の治療など、二次的要因に基づくものも含めて、カヘキシアは癌治療に対する耐性を低下させます。食欲低下は、癌に伴う抑うつや痛み、疲労などに認められることも多く、抑うつはサルコペニアの増悪因子として注意が必要です。

　カヘキシアの治療については、性ホルモン作用を除去したタンパク同化ステロイド、グレリン化合物のアナモレリン、マイオスタチン拮抗薬などが開発されています。

　超高齢社会のわが国では、サルコペニアもカヘキシアも今後ますます注目されるでしょう。

【鮫島奈々美・網谷真理恵・乾　明夫】

図　サルコペニアとカヘキシアの関係

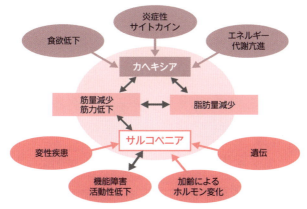

網谷真理恵ほか. 老年医学 2014; 52: 393-6. より引用

CHAPTER 2

Q13

サルコペニアについて知ろう

ロコモティブシンドロームとの関係は?

運動器全体の疾患、ロコモティブシンドローム

サルコペニアと関連の深い疾患の一つであるロコモティブシンドローム（運動器症候群）は、運動器の障害のために移動能力が低下した状態[33]、進行すると要介護になるリスクが高い状態です[34]。ロコモティブシンドロームは日本整形外科学会が提唱した言葉です。メタボリックシンドロームの認知度を高める目的でつくられた言葉「メタボ」の例にならい、要介護予防のためにロコモティブシンドローム対策の重要性を広く知らしめる目的で、親しみやすい略称として「ロコモ」が選ばれました。

ロコモの原因

ロコモの原因である「運動器の障害」は、加齢による運動器の機能低下と運動器の疾患との2つに大きく分けられます。

運動器の機能低下は、筋力低下（サルコペニアによる）をはじめ、持久力の低下、反応時間の延長、運動速度の低下、巧緻性の低下、深部感覚の低下、そしてバランス能力低下などをきたした状態です。活動性が低下して「閉じこもり」などで運動不足になると、さらに筋力やバランス能力などの運動機能が低下し、容易に転倒しやすくなるという悪循環に陥ります。

運動器の疾患として、変形性関節症（特に患者数が多い変形性膝関節症と、移動能力への影響が大きい変形性股関節症）、骨粗鬆症（円背といった脊柱変形や易骨折性、転倒で生じる脆弱性骨折）、変形性脊椎症（神経圧迫を伴う脊柱管狭窄症）などは下肢に影響します。これらの疾患により疼痛、関節可動域制限、筋力低下、麻痺、骨折などをきたし、バランス能力、移動能力の低下を引き起こします[35]。

ロコモの発見と評価のためのツール

ロコモの定義や診断基準はまだ確立されていません。しかし、ロコモの原因

として隠れた（自覚されない、または未治療の）運動器疾患があると考えられるので、患者が自分でロコモに気づくことが重要です。

気づきのためのツールとして7項目からなる「ロコチェック」があります。また、ロコモの程度を判定するためのツールとして「ロコモ度テスト」があります（詳細は「ロコモチャレンジ！推進協議会」のウェブサイト[34]を参照）。

ロコモとサルコペニアの関係

サルコペニアはロコモの構成要素の一つであり、筋量減少と筋力低下、それらに伴う身体能力低下の状態ですが、ロコモの原因は筋肉だけでなく骨、関節、運動神経・感覚神経というように運動器全体に及びます図。ロコモは身体を支える骨、関節が滑らかに動くための軟骨、その動力源としての筋肉が量的にも質的にも減少していると考えると理解しやすいでしょう[36]。

整形外科領域で従来扱ってきた疾患には、加齢に伴う筋肉の劣化が原因となるものはほとんどありませんでした。しかし、筋肉は骨と関節が滑らかに動くための動力源としても重要で、筋力は骨密度の維持にも重要です[37]。また、変形性膝関節症では下肢の筋量（特に脂肪量との比較で）や大腿四頭筋の筋力が痛みなどの症状を和らげます[38, 39]。筋力を高めると歩行能力が改善され、転倒・骨折の予防にも役立ちます。今後、ロコモ対策においてもサルコペニアの占める比重が高まるでしょう。

【松井康素】

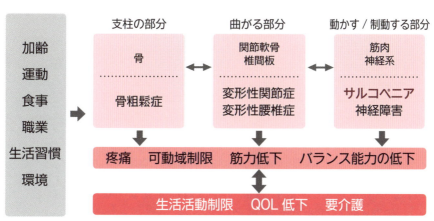

図　ロコモティブシンドロームの構成要素

中村耕三. 日老医誌 2012; 49: 393-401. より引用

第2章：文献

1) Rosenberg IH. Summary comments. Am J Clin Nutr 1989; 50: 1231-3.

2) Janssen I, et al. Skeletal muscle mass and distribution in 468 men and women aged 18-88 yr. J Appl Physiol (1985) 2000; 89: 81-8.

3) Cruz-Jentoft AJ, et al. Sarcopenia: European consensus on definition and diagnosis: Report of the European Working Group on Sarcopenia in Older People. Age Ageing 2010; 39: 412-23.

4) Chen LK, et al. Sarcopenia in Asia: consensus report of the Asian Working Group for Sarcopenia. J Am Med Dir Assoc 2014; 15: 95-101.

5) Roubenoff R, et al. Sarcopenia: current concepts. J Gerontol A Biol Sci Med Sci 2000; 55: M716-24.

6) Rosenberg IH. Sarcopenia: origins and clinical relevance. J Nutr 1997;127:990S-1S.

7) Shigemoto K, et al. Metabolic plasticity in sarcopenia. J Phys Fitness Sports Med 2015; 4: 347-50.

8) Valdez G, et al. Attenuation of age-related changes in mouse neuromuscular synapses by caloric restriction and exercise. Proc Natl Acad Sci U S A 2010; 107: 14863-8.

9) Sakai S, et al. Vitamin D receptor signaling enhances locomotive ability in mice. J Bone Miner Res 2015; 30: 128-36.

10) 福永大地ほか. 老齢マウスの筋線維タイプ特異的な筋萎縮の病態解明. 基礎老化研究 2012; 36: 47-9.

11) Keefe AC, et al. Muscle stem cells contribute to myofibres in sedentary adult mice. Nat Commun 2015; 6: 7087.

12) Fry CS, et al. Inducible depletion of satellite cells in adult, sedentary mice impairs muscle regenerative capacity without affecting sarcopenia. Nat Med 2015; 21: 76-80.

13) Myers J, et al. Exercise capacity and mortality among men referred for exercise testing. N Engl J Med 2002; 346: 793-801.

14) 重本和宏ほか. サルコペニアと神経筋シナプス. 最新醫學 2015; 70: 69-73.

15) Pedersen BK, et al. Muscles, exercise and obesity: skeletal muscle as a secretory organ. Nat Rev Endocrinol 2012; 8: 457-65.

16) Moon HY, et al. Running-induced systemic cathepsin B secretion is associated with memory function. Cell Metab 2016; 24: 332-40.

17) Patel HP, et al. Prevalence of sarcopenia in community-dwelling older people in the UK using the European Working Group on Sarcopenia in Older People (EWGSOP) definition: findings from the Hertfordshire Cohort Study (HCS). Age Ageing 2013; 42: 378-84.

18) Baumgartner RN, et al. Epidemiology of sarcopenia among the elderly in New Mexico. Am J Epidemiol 1998; 147: 755-63.

19) Sanada K, et al. A cross-sectional study of sarcopenia in Japanese men and

women: reference values and association with cardiovascular risk factors. Eur J Appl Physiol 2010; 110: 57-65.

20) Janssen I, et al. Low relative skeletal muscle mass (sarcopenia) in older persons is associated with functional impairment and physical disability. J Am Geriatr Soc 2002; 50: 889-96.

21) 葛谷雅文. 高齢者診療におけるサルコペニアと虚弱の考え方. Modern Physician 2011; 31: 1288-91.

22) Ferrucci L, et al. Designing randomized, controlled trials aimed at preventing or delaying functional decline and disability in frail, older persons: a consensus report. J Am Geriatr Soc 2004; 52: 625-34.

23) Fried LP, et al. Frailty in older adults: evidence for a phenotype. J Gerontol A Biol Sci Med Sci 2001; 56: M146-56.

24) Rockwood K, et al. A brief clinical instrument to classify frailty in elderly people. Lancet 1999; 353: 205-6.

25) Rockwood K, et al. A global clinical measure of fitness and frailty in elderly people. CMAJ 2005; 173: 489-95.

26) 新開省二ほか. 要介護状態化リスクのスクリーニングに関する研究：介護予防チェックリストの開発. 日公衛誌 2010; 57: 345-54.

27) 新開省二ほか.『介護予防チェックリスト』の虚弱指標としての妥当性の検証. 日公衛誌 2013; 60: 262-74.

28) 小川貴志子ほか.「基本チェックリスト」を用いた虚弱判定と虚弱高齢者の血液生化学・炎症マーカーの特徴. 日老医誌 2011; 48: 545-52.

29) Inui A. Cancer anorexia-cachexia syndrome: current issues in research and management. CA Cancer J Clin 2002; 52: 72-91.

30) Amitani M, et al. Control of food intake and muscle wasting in cachexia. Int J Biochem Cell Biol 2013; 45: 2179-85.

31) 網谷真理恵ほか.【サルコペニアとフレイル-臨床と研究の最前線-】悪液質とサルコペニア. Geriatr Med 2014; 52: 393-6.

32) Evans WJ, et al. Cachexia: a new definition. Clin Nutr 2008; 27: 793-9.

33) 中村耕三. ロコモティブシンドローム（運動器症候群）. 日老医誌 2012; 49: 393-401.

34) ロコモチャレンジのホームページ https://locomo-joa.jp/

35) 松井康素.「ロコモ」をとめよう. 中日新聞社. 2015.

36) 原田敦. サルコペニアとロコモティブシンドローム. 医学のあゆみ 2014; 248: 703-7.

37) Matsui Y, et al. Effects of knee extensor muscle strength on the incidence of osteopenia and osteoporosis after 6 years. J Bone Miner Metab 2014; 32: 550-5.

38) 岩谷力ほか. 運動器の10年—運動器疾患の Evidence—変形性膝関節症に対する大腿四頭筋訓練の効果に関するRCT. リハビリテーション医学 2006; 43: 218-22.

39) Matsui Y, et al. Relationship between knee pain and fat and muscle mass_ investigation by sex and level of knee deformity in general community residents. Osteoarthritis Cartilage 2014; 22: S221.

第3章

サルコペニアを見つけよう

Q14　どのように診断するのか？
Q15　握力と歩行速度の測定法は？
Q16　骨格筋量の測定法は？
Q17　簡易検査・スクリーニング法は？

CHAPTER 3
Q14

サルコペニアを見つけよう
どのように診断するのか？

アジア人のためのサルコペニアの診断アルゴリズム

　サルコペニアは筋量の減少と、身体機能の低下（筋力低下または身体能力の低下、あるいはその両方）を併せもつ状態と定義されています。近年、AWGSによりアジア人を対象にしたサルコペニアの診断アルゴリズム[1]図が作成され、わが国ではこの方法でサルコペニアを診断します。

①まず握力と歩行速度を測定

　診断のためには、高齢者（65歳以上）を対象にまず握力と歩行速度を測定します。握力は、男性で26kg未満、女性で18kg未満を筋力の低下ありと評価します。歩行速度は、通常の歩行速度が0.8m/秒以下を歩行速度の低下ありと評価します。これらの身体能力のいずれも低下がなければ「サルコペニアなし」と診断します。いずれかの評価で低下が認められた場合に、筋量の測定を行います。

②筋量の測定方法とカットオフ値

　筋量の測定としては、DXAあるいはBIAのいずれかを用いることが推奨されています。いずれの測定法でも、四肢の筋量を合計して身長の2乗で割った値（四肢骨格筋指数：SMI）を算出して評価します（　Q4参照）。

$$SMI（kg/m^2）＝四肢骨格筋量（kg）÷［身長（m）×身長（m）］$$

　男性ではDXA、BIAでも7.0kg/m²未満を骨格筋量の減少と判断します。一方、女性ではDXAは5.4kg/m²未満、BIAは5.7kg/m²未満を骨格筋量減少と判断します。これらの結果を踏まえ、身体機能の低下に加えて筋量の減少を伴う場合にサルコペニアと診断します。

　ただし、筋量の減少がなくても身体機能の低下があれば、要介護に至るリスクが高いので、注意を喚起することが望ましいでしょう。

日常診療でサルコペニアを見つける工夫

①どの場面で評価するか

　日常診療でどのような高齢者にサルコペニアの評価をするのか、あらかじめ

評価する場面を決めておくとよいでしょう。たとえば急性疾患で入院した高齢者の退院時に実施するとか、外来診療であれば意図しない体重減少や倦怠感の訴えがある高齢者に実施する、などです。定期外来受診者では、受診時に体重測定を行い、体重の変化がないかを確認することが大切です。体格指数（body mass index：BMI）が18.5kg/m²未満の場合、筋量の減少も懸念されるため、サルコペニアの評価を行うことが推奨されます。

② **動作の観察**

入室時の歩き方と着席の仕方にも注意しておくと、その様子の変化に気づきやすくなります。階段の昇り降りに手すりの支えが必要になったり、何かにつかまらないと椅子から立ち上がれない場合は、身体機能の低下が推測されます。身体機能の低下が疑われる場合、指輪っかテスト（ Q39参照）はサルコペニアの判定に有効な方法で、その可能性があれば、アルゴリズム図により、サルコペニアの診断を行います。

【佐竹昭介】

図 **アジア人のためのサルコペニアの診断アルゴリズム（AWGS）**

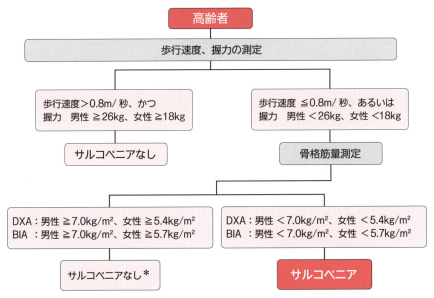

＊サルコペニアではありませんが、身体機能が低下しているため、要介護に至るリスクが高いので、注意が必要です。

Chen LK, et al. J Am Med Dir Assoc 2014; 15: 95-101. より著者作成

CHAPTER 3

Q15

サルコペニアを見つけよう

握力と歩行速度の測定法は？

サルコペニアの診断における握力と歩行速度

　AWGSによるサルコペニアの診断アルゴリズム[1]（🔴 Q14参照）では骨格筋量、握力、歩行速度が用いられ、なかでも握力や歩行速度は高齢者の身体機能をスクリーニングするうえでよく用いられます。

　カットオフ値は握力が男性：26kg、女性：18kg、歩行速度は0.8m/秒と定められています。

握力低下と歩行速度低下のリスク

　握力と歩行速度はいずれも加齢によって低下し、死亡リスクを上昇させ、この二つが併存すると、死亡リスクはより高まります[2]。健康な中高年の男性（45～68歳）を30年以上追跡した観察研究によれば、BMIとは関係なく登録時の握力が弱いほど死亡リスクは上昇しました[3]。歩行速度とADLとの関連をみると、自由歩行速度が1.2m/秒以上であれば3年後にADL制限をきたす割合は5％に対して、0.8m/秒未満では75％にも上昇します[4]。

　膝関節の伸展筋力低下やバランス能力低下は、それぞれが歩行能力を低下させ、この二つが組み合わさることで歩行能力はより低下します[5]。

握力と歩行速度の測定

　握力計測にはスメドレー型握力計が多く用いられていますが、近年はジャマー型握力計が推奨されています 図1 。

　歩行速度は5mの自由（快適）歩行を計測します 図2 。

　握力と歩行速度は簡便に計測でき、測定誤差が少なく、誰でも計測できるため、臨床で広く用いられている検査です。いずれも将来のADL制限や死亡の高リスクとの関連があり、サルコペニアの診断のための検査項目として妥当です。ただし、全身の筋力の代表値として、全身状態を反映する指標にすぎず、これらを強化することが介護予防や延命に直結するわけではありません。その

ため、サルコペニアに対する介入の効果判定を行う場合には、骨格筋量測定、徒手筋力計などを用いた筋力測定、身体機能検査を行う必要があります（ Q21参照）。

【山田　実】

図1　握力計測機器と測定方法

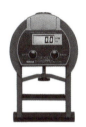

スメドレー型握力計

人差し指の第2関節が90度直角になるように握り、直立の姿勢で両足を左右に自然に開いて腕を自然に下げ、力いっぱい握りしめます。左右交互に計4回の測定終了後、左右各最大値の平均値をデジタル表示します。

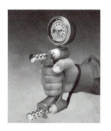

ジャマー型握力計

上肢下垂位にて肘関節を90度屈曲、前腕回内外中間位にて計測を行います。右左2回ずつ計測し、最大値を代表値として採用します。

図2　高齢者の歩行テスト

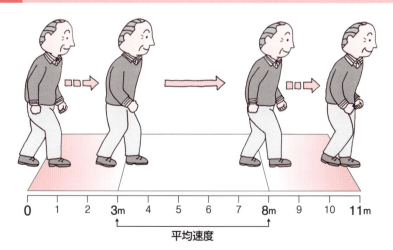

歩行速度：5mの自由歩行（いつものペースで快適に歩行）に要した時間から平均速度を計測します。前後に3m以上の予備路を設定するため、実際には直線距離で11m歩くことになります。2回計測し、速い値を代表値として採用します。

CHAPTER 3

Q16

サルコペニアを見つけよう

骨格筋量の測定法は?

サルコペニアの診断における骨格筋量計測

AWGSによるサルコペニアの診断アルゴリズム[1]（⊕Q14参照）では、骨格筋量の計測図にDXAまたはBIAを推奨しています。いずれの場合も四肢の骨格筋量を身長で補正した値が用いられています。骨格筋量（kg）を体重やBMIで補正する方法もありますが、現時点では身長補正値が一般的です。

EWGSOPやAWGSで示されているように、骨格筋量減少と筋力低下が併存する場合にサルコペニアと定義されますが、なかでも骨格筋量減少はサルコペニアの中核症状として適切に評価すべき項目です。

BIAによる骨格筋量計測

AWGSの診断アルゴリズムの大きな特徴の一つには、(EWGSOPにはない)BIAによる骨格筋量計測を認めている点があげられます。BIAはDXAやMRIなどと比較して、装置が比較的安価かつ小型であり、日常臨床だけでなく地域の集会場などでも広く用いることが可能です。一方、その種類、性能が多種多様であることから、機種によって得られる値が異なるという指摘もあります。

われわれは一般成人1,884例を対象に、2種類のBIA装置を用いて信頼性の検討を行いました[6]。その結果、それぞれの機種で算出した骨格筋量は強く相関するものの、値には1割程度の差がありました。しかし、計測したインピーダンス値にはほとんど差がなく、同一の計算式で求めた骨格筋量はほぼ同じ値でした。すなわち機種間で骨格筋量が異なるのはインピーダンス値の処理法が異なるためで、算出法を統一することにより、この問題は解消できます。ただし、高性能の体組成計は多周波で浮腫の影響などをできるかぎり排除するようになっていますが、多周波に対応した計算式は報告されていません。現時点では多周波で測定しても単周波の分析に留まるという制約があります。

家庭用体組成計による骨格筋量計測

　医療用、研究用のような比較的大型かつ高価なBIA装置ではなく、家庭用の体組成計図でも、ある程度精確に骨格筋量を計測することが可能です。家庭用体組成計による骨格筋量とMRIで測定した骨格筋量は強い相関関係が認められています[7]。ただし、サルコペニアの判定には四肢の骨格筋量が用いられますが、家庭用体組成計では全身の骨格筋量が算出されるため、AWGSやEWGSOPのアルゴリズムにそのまま用いることはできません。家庭用体組成計は安価でどこでも使用できるというメリットを考慮すれば、簡便なスクリーニングの一つとしては有用と考えられます。

【山田　実】

図　骨格筋量の計測機器

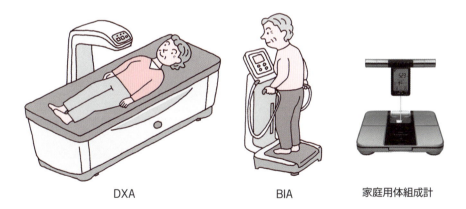

DXA　　　　　　　　BIA　　　　　家庭用体組成計

DXA：エネルギーの強さが異なる2種類のX線を生体に照射し、組織を通過する際の吸収率の差から骨密度、脂肪量、除脂肪量に分けて計測します。内臓の重量の影響を受けない四肢では、除脂肪量と骨格筋量はほぼ同等です。
BIA：生体に微弱な交流電気を流し、組織（骨・脂肪・筋肉）で電気抵抗が異なることを利用して体組成を測定します。体液量、骨量の影響を受けやすいため、心不全、感染症、脱水などの全身疾患のある患者では正確性に劣りますが、簡便、無侵襲であるので、検診で使用されることが多いです。
家庭用体組成計：市販されている体脂肪計です。BIAと同じ原理です。

CHAPTER 3

Q17

サルコペニアを見つけよう

簡易検査・スクリーニング法は？

簡易スクリーニング法の意義

　サルコペニアの診断には、骨格筋量を軸に、握力と歩行速度を加えた3項目で行われます。しかし、DXAやBIAの装置がない、握力計などの測定機器がない、十分な距離の歩行路の確保が難しい、診療時での時間的制約がある、などといった問題からサルコペニアの検査が困難な場合も少なくありません。このような場合に有用なのが簡易スクリーニング法です。ただし、あくまでスクリーニングであるため、サルコペニアと診断することはできませんが、おおよその状態把握や介入プログラムの選択には有用な方法です。

簡易スクリーニング法としての下腿周囲長の有用性

　簡便な検査法の一つとして下腿（ふくらはぎ）周囲長計測が広く用いられています。男女ともに下腿周囲長が31cmまたは30cm以下をサルコペニアとしていることが多く，「簡易栄養状態評価表（MNA®-SF）」（ ➡ Q33参照）でも31cm未満を低栄養の指標の一つとしています。31〜30cmを下回る場合を骨格筋量減少と判定することが可能です。こうした特性を活かして、年齢、握力、下腿周囲長の3指標によりサルコペニアをスクリーニングできるという報告もあります[8]。

　メジャーなどのツールを使用しないで、より簡便に下腿周囲長を自己評価する方法として、指輪っかテストがあります[9]。両手の親指と人差し指で作った輪よりもふくらはぎの一番太い部分が小さければ（隙間ができる）、サルコペニアである可能性が高いと判定します（ ➡ Q39参照）。指輪っかテストは、被験者自身の手を用いているので、下腿周囲長を身長の近似値で補正していることになります。骨格筋量の評価には身長で補正することが一般的ですので、指輪っかテストは、下腿周囲長計測よりもサルコペニアのスクリーニングに適していると考えられます。

ISSN 2189-7921

骨粗鬆症と加齢性運動器疾患の総合情報誌　公益財団法人骨粗鬆症財団 編集協力

Osteoporosis Japan PLUS +

オステオポローシスジャパン・プラス

VOL.2
No.2
2017

特集

データから学ぶ
ロコモ、サルコペニアと転倒・骨折予防

TOPIC

第5回日本脆弱性骨折ネットワーク

全国に広げる二次骨折予防のための多職種連携

巻末付録

骨粗鬆症予防指導箋

巻頭PHOTOレポート
医療連携を成功に導く方程式
◎東広島医療センター

ライフサイエンス出版

Osteoporosisは骨粗鬆症の英語名です。

あなたの疑問を解決するヒント
＋ここにあります！＋

Osteoporosis Japan PLUS
オステオポローシスジャパン・プラス

●季刊（年4回）
●定価：各1,600円＋税
●A4変形判、4色

好評既刊一覧

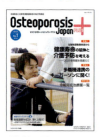

第1巻第1号 2016年2月
健康寿命の延伸と介護予防を考える―2025年問題を見据えて
付録：骨粗鬆症治療薬一覧

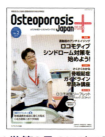

第1巻第2号 2016年5月
ロコモティブシンドローム対策をはじめよう！
付録：ロコモ対策指導箋

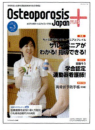

第1巻第3号 2016年9月
サルコペニアがわかる！指導できる！
資料：再骨折予防手帳（前編）

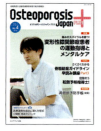

第1巻第4号 2016年12月
変形性膝関節症患者の運動指導とメンタルケア
資料：再骨折予防手帳（後編）

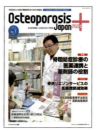

第2巻第1号 2017年3月
骨粗鬆症診療の医薬連携と薬剤師の役割

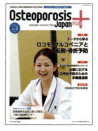

第2巻第2号 2017年6月
ロコモ、サルコペニアと転倒・骨折予防
付録：骨粗鬆症予防指導箋

お求めはお近くの書店またはネット書店でどうぞ

◀ QRコードから最新号の情報へアクセスできます
WEB　http://www.lifescience.co.jp/ojp/index_ojp.html

ライフサイエンス出版　〒103-0024　東京都中央区日本橋小舟町8-1
TEL：03-3664-7900　E-mail：opj@lifescience.co.jp

開眼片脚立位・5回立ち座りテストの有用性

　下腿周囲長は下腿部の浮腫や皮下脂肪の影響でも大きくなるので、サルコペニアを過小評価してしまう可能性もあります。そこで、それを補うために、開眼片脚立位テストや5回立ち座りテストといった簡便な身体能力テスト図と組み合わせることを推奨します。

　開眼片脚立位テストでいずれか一側でも8秒未満となった場合、5回立ち座りテストで10秒以上となった場合に、骨格筋機能が低下している可能性が高いと判断できます。

　したがって、スクリーニングとして、①指輪っかテスト（隙間ができる）、②開眼片脚立位テスト（8秒未満）、③5回立ち座りテスト（10秒以上）の3項目の検査を行い、2項目以上該当した場合にサルコペニアの可能性ありと判定することを推奨しています。3項目の検査をすべて実施しても、1分以内には完了しますから、地域での介護予防事業の一環として、また外来診察時などの時間的制約がある場合などに有用なスクリーニング方法です。

【山田　実】

図　開眼片脚立位テスト、5回立ち座りテスト

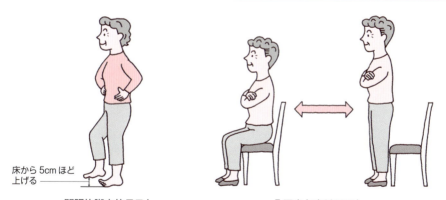

開眼片脚立位テスト　　　　5回立ち座りテスト

● 開眼片脚立位テスト：素足で、滑りにくい床に立ちます。両手を腰に当て、立ちやすい側の足で立ち、もう一方の足を床から5cmほど上げて立っていられる時間を測定します。その時間が8秒未満の場合にサルコペニアの可能性ありと判定します。

● 5回立ち座りテスト：肘掛けのない椅子に座り、両手を交差して胸に当て、足は肩幅程度に開きます。椅子に座った状態から、反復して立ち座り動作を5回繰り返してもらい、立ち上がるのに要した時間を測定します。その時間が10秒以上の場合にサルコペニアの可能性ありと判定します。

第3章：文献

1) Chen LK, et al. Sarcopenia in Asia: consensus report of the Asian Working Group for Sarcopenia. J Am Med Dir Assoc 2014; 15: 95-101.

2) Chen PJ, et al. Predicting cause-specific mortality of older men living in the Veterans home by handgrip strength and walking speed: a 3-year, prospective cohort study in Taiwan. J Am Med Dir Assoc 2012; 13: 517-21.

3) Rantanen T, et al. Muscle strength and body mass index as long-term predictors of mortality in initially healthy men. J Gerontol A Biol Sci Med Sci 2000; 55: M168-73.

4) Deshpande N, et al. Predicting 3-year incident mobility disability in middle-aged and older adults using physical performance tests. Arch Phys Med Rehabil 2013; 94: 994-7.

5) Rantanen T, et al. Coimpairments as predictors of severe walking disability in older women. J Am Geriatr Soc 2001; 49: 21-7.

6) Yamada M, et al. Comparability of two representative devices for bioelectrical impedance data acquisition. Geriatr Gerontol Int 2016; 16: 1087-8.

7) Oshima Y, et al. Estimation of whole-body skeletal muscle mass by bioelectrical impedance analysis in the standing position. Obes Res Clin Pract 2010; 4: e1-e82.

8) Ishii S, et al. Development of a simple screening test for sarcopenia in older adults. Geriatr Gerontol Int 2014; 14(Suppl): 93-101.

9) 飯島勝矢. サルコペニア危険度の簡易評価法「指輪っかテスト」. 臨床栄養 2014; 125: 788-9.

第4章

サルコペニアを治そう

Q18　治療の目的は？
Q19　運動療法の意義は？
Q20　栄養療法の意義は？
Q21　治療効果の評価法は？

CHAPTER 4
Q18

サルコペニアを治そう
治療の目的は？

サルコペニアの治療は転倒・骨折予防にもつながる

わが国の高齢化率（総人口のうち65歳以上の高齢者が占める割合）は2025年には30％を超え、2060年には40％に達すると予測されています。日本人の平均寿命は2013年には男女ともに80歳を超えましたが、健康寿命の平均は男性で71.19歳、女性は74.21歳[1] です。この平均寿命と健康寿命の差は病気などで日常生活に制限がかかる期間となり、男女とも約10年間、寝たきりや要介護状態が続くことになります。高齢者が健康寿命をより長く保ち、自立した生活を送るためには、できるだけ「寝たきり」にならないようにする必要があります。

介護が必要となった主な原因は、65〜69歳では「脳血管疾患」ですが、70歳以上になるとその割合が減少し、「高齢による衰弱（フレイル）」、「骨折・転倒」などが顕著になってきます[2]図。とりわけ高齢者の転倒・骨折は、生命予後やQOL、ADLに及ぼす影響が大きいため、サルコペニアをはじめとする筋・骨格系疾患の予防・診断・治療は重要な課題となっています。高齢者における転倒・骨折の発生には、反射神経の機能低下だけでなく、サルコペニアによる筋量減少や筋力低下などを介した転倒予防の機能低下が大きなリスク因子であると考えられています。

歩行能力、運動機能、視力、記銘力、腎機能などは年齢とともに低下しますが、サルコペニアの発症・進展により高齢者の身体機能はいっそう低下し、ADL低下や自立性喪失をもたらし、結果的に転倒・骨折により要介護状態・寝たきりに陥る確率が高くなります。

要介護にならないためにロコモ、フレイルの予防を目指す

サルコペニアはフレイルの重要かつ中核的な病態と考えられます。ひとたびサルコペニアを発症すると、転倒・骨折、歩行速度低下、活動度低下、基礎代謝低下が生じやすく、要介護度の進行やフレイルにつながる可能性が高くなり

ます。

　ロコモ（⇒Q13参照）は、骨や関節、筋肉など運動器の障害により歩行や日常生活に支障をきたし、要介護になるリスクが高い状態を指す概念です。ロコモの原因にはサルコペニアも含まれ、ロコモとサルコペニアはフレイルの原因となります。したがって、高齢者の健康を考える際には、フレイル、ロコモ、サルコペニアなどの複合的な関係を念頭に置くことが重要です。

　このように高齢者のサルコペニアでは複合的な成因、背景が想定され、その身体・運動能力を低下させるだけでなく、生命予後やADLを低下させ、高齢者や介護者のQOL低下を招く場合が少なくありません。

栄養、運動を含めた包括的アプローチの必要性

　サルコペニアの発症、進展には、加齢に伴う性ホルモンなど液性因子の変化や栄養障害が関与しています。サルコペニアの予防や治療に向けて、栄養、運動、薬剤などの効果的介入をはじめとする包括的なアプローチ・対策が求められています。

　サルコペニアの治療の目的は、フレイルや転倒・骨折、寝たきりを防ぐとともに、QOLやADLの維持・向上、健康寿命の延伸であり、それらを目指すアプローチが重要です。

【小川純人】

図　介護が必要となった主な原因

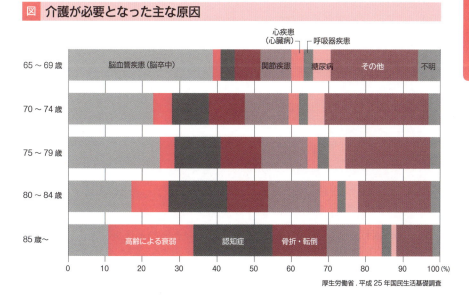

厚生労働省．平成25年国民生活基礎調査

CHAPTER 4

Q19

サルコペニアを治そう

運動療法の意義は？

サルコペニアに対する運動療法の考え方

　サルコペニア予防のための運動では、骨格筋量の増大だけでなく筋力向上、身体能力改善を図ります。運動効果は、運動のタイプ、強度、頻度、時間、期間によって異なります。週2回以下、最大酸素摂取量の40～45%以下、10分以下の運動では体力（筋力、身体能力）の維持・向上は図れないと考えられてきましたが、最近の研究では低強度、低頻度でも効果が期待できるとの報告も散見されます。ここではサルコペニア予防のための運動療法について解説します。

①運動タイプ

　漸増負荷レジスタンストレーニングがもっとも多く、他には有酸素運動、バランス訓練、柔軟性運動、加圧トレーニングなどがあげられます。

②運動強度

　サルコペニアのハイリスク者では身体機能や有病状況に個人差が大きいため、最大酸素摂取量や最大心拍数を推定することは困難で、一律に運動強度を設定することは好ましくありません。そのため、サルコペニアのハイリスク者には、運動負荷を自覚的に判断する自覚的運動強度（12～14レベル）を活用して、運動強度を設定するのもよいでしょう[3]。高強度（1回のみ行える負荷＝1RMに対して80%以上）運動だけでなく、低強度（1RMの50%以下）運動の効果も明らかにされていますので[4, 5]、サルコペニアの予防指導に取り入れることを推奨します。

③運動頻度

　有酸素運動の場合、高強度運動であれば週3回以上、中強度以下であれば週5回以上、レジスタンスあるいはパワートレーニングでは週2回以上の運動指導が有効とされています[6～9]。週1回の運動指導でも効果が得られるとの報告[10, 11]もありますが、多くの研究では週2～3回の運動指導を採用しています。日常生活に支障をきたすハイリスク者に対しては、会場型集団指導の頻度を減らして家庭で自主的に実践できるプログラムを提供することも一つの方法です。

④運動時間

　サルコペニア予防に有効な運動時間についてはさまざまな見解があります。これまでの研究では1回の運動時間として30～120分が提案され、多くの研究で40～60分の運動時間を採用しています[6, 9, 11, 12]。

⑤運動期間

　運動期間と指導効果との間に正比例関係が成立するとは考えにくく、対象者の特性を考慮したうえで指導期間を設定することが効果を高めるためには重要です。これまでの研究での指導期間は9週～18ヵ月と広範囲ですが、多くの研究で12週の運動期間を採用しています[4, 11, 12]。一般的に、健康な人に対しては高強度で短期間の運動指導を、ハイリスク者には中低強度で長期間の運動指導を推奨します。

サルコペニア予防のための運動に関する注意点

　レジスタンス運動によって筋量増大だけでなく筋力向上、身体能力の改善が認められます。しかし、注意すべき点は、これまでの研究の多くは高強度レジスタンス運動を高頻度で行うことで指導効果は得られるとの結果であり、低強度レジスタンス運動による効果は得られにくいという見解です。これらの研究で提案している運動は、健康な人を対象としたサルコペニア予防のための運動療法と考えられます。

　骨格筋量の減少に伴う筋力の衰えあるいは歩行機能低下という状態にあるサルコペニアを改善するための運動療法として高強度、高頻度の運動を導入して筋量の増大、筋力の向上、身体能力の改善のみを追求した場合、「運動弊害」の恐れもあります。ですから、運動療法は、その目的がサルコペニア予防のためなのか、サルコペニア改善のためなのかに分けて行うべきです。

【金　憲経】

COLUMN

1RMと運動強度

　筋力トレーニングでは負荷（抵抗）の大きさをkgで表します。RMはrepetition maximum（最大反復回数）の略で、1RMは1回だけ持ち上げることができる最大の重量、すなわち最大筋力の指標です。高強度は1RMの80%以上、低強度は1RMの50%以下の負荷をかけます。たとえば、10kgのバーベルを一度だけ持ち上げられる人の場合、高強度運動ではおよそ8kgの負荷をかけることになります。同じ人でも種目により1RMは異なります。

CHAPTER 4

Q20

サルコペニアを治そう

栄養療法の意義は？

　サルコペニアにおける骨格筋量の減少は、筋細胞数の減少とそれぞれの筋細胞（筋線維）の萎縮を伴います。筋線維の肥大と萎縮は筋細胞内の筋タンパク質の量に依存します。筋細胞内の筋タンパク質の代謝回転は比較的速く、異化と同化を繰り返しています。同化が異化に勝れば筋線維は肥大し、逆に異化が勝ればサルコペニアのように萎縮します 図。筋細胞内で筋タンパク質の同化を促進するものとして、①インスリン，IGF-1 などのホルモン、②運動、③アミノ酸の3つがあります。ここでは、特にアミノ酸に注目します。

必須アミノ酸による筋細胞でのタンパク質合成刺激

　食事から摂取するタンパク質の量が骨格筋の維持には重要です。タンパク質は、消化管で分解されてアミノ酸になり、腸管から吸収されます。正常な筋タンパク質代謝のためにはアミノ酸の筋肉への供給が不可欠です。筋タンパク質同化作用は、主に体内で合成できない必須アミノ酸に依存しています。必須アミノ酸は、筋肉を構成しているアミノ酸の30～40％を占め、単にタンパク質合成の原料として使用されるだけではなく、筋細胞に直接働いてタンパク質合成を刺激します。

　必須アミノ酸のなかでも分枝鎖アミノ酸（ロイシン、イソロイシン、バリン）は、これのみが筋肉エネルギー源となるアミノ酸で、筋タンパク質合成を強く刺激します。特に、ロイシンは筋タンパク質合成刺激が強く、哺乳類ラパマイシン標的タンパク質（mTOR）経路を介してタンパク質同化作用を示します。このmTOR経路は、筋タンパク質の同化を促進する①ホルモン、②運動、③アミノ酸の共通の経路です。

十分なタンパク質供給と運動の併用が効果的

　高齢者では若年者と比較してロイシンのタンパク質同化作用が低下している（タンパク質同化抵抗性）との報告があり、そのメカニズムとして高齢者の骨

格筋では若年者に比べてmTOR経路の活性化が低下している可能性があると考えられています。しかし、それらを補うのに十分な量のロイシンが供給されれば、高齢者でもタンパク質同化作用が刺激され、若年者と同様に筋タンパク質の合成が増加します。

　タンパク質同化抵抗性は運動によっても改善されます。栄養の補給だけでは骨格筋量、筋力の増強作用は不十分であることが指摘され、運動との併用が効果的で、特にレジスタンス運動（Q30参照）のサルコペニアに対する効果が明らかにされています。

　一方、運動だけでは効果が小さく、空腹時の運動は筋タンパク質合成を誘導すると同時に分解も促進してしまうので、レジスタンス運動時には十分なタンパク質供給が必要です。

1.2～1.5g/kg体重/日のタンパク質摂取が必要

　日本人の食事摂取基準2015年版では、高齢者が健康を維持するには最低1.0g/kg体重/日のタンパク質摂取が必要とされています。したがって、すでにサルコペニアになっている高齢者では1.2～1.5g/kg体重/日のタンパク質摂取が必要です。ただ、腎機能が低下している高齢者では、高タンパク質食により腎機能障害を引き起こす可能性があるので、かかりつけ医と相談する必要があります。

【葛谷雅文】

図　筋タンパク質の合成（同化）と分解（異化）

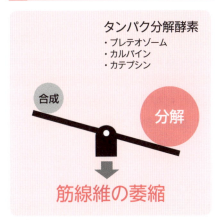
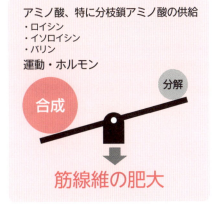

著者作成

CHAPTER 4

Q21

サルコペニアを治そう

治療効果の評価法は？

サルコペニア治療の効果判定に求められる指標

　サルコペニア治療の効果を評価することは、介入の継続や見直し、終了など
を判断するために重要です。これまでに実施されたサルコペニアに対する介入
研究では、介入期間が3ヵ月あるいは6ヵ月に設定されているものが多く、そ
の効果判定には短くても1～3ヵ月程度の間隔を空けて実施することが適切で
しょう。

　サルコペニアの治療の効果を評価するためには、筋肉の量と機能の変化を鋭
敏に捉えられる指標を選択すべきであり、段階評価ではなく連続変数として示
される指標が適しています。したがって、サルコペニアであるか否かを判定す
るAWGSやEWGSOPのサルコペニア診断アルゴリズムや、運動機能の指標
として用いられる簡易身体能力バッテリー（SPPB）は、効果判定の指標とし
て適切とは言えません。

骨格筋、身体能力、バイオマーカーの測定

　サルコペニアに対する介入の効果を評価するための測定項目としては、骨格
筋、身体能力、バイオマーカーなどがあげられます。

① 骨格筋の測定

　骨格筋の測定としては、BIAによる全身、四肢、およびセグメント別の骨格
筋量測定、超音波診断装置を用いた筋厚測定、徒手筋力計を用いた筋力測定が
一般的です 図。DXAやCT、MRIによっても骨格筋量は測定されますが、放射
線被曝の影響やコスト面を考慮すると、汎用性も高いBIAが効果判定には有用
でしょう。なお、筋厚と筋力の測定はともに膝伸展筋を対象とするのが一般的
です。

② 身体能力の測定

　身体能力の測定としては、5m歩行速度（●Q15参照）、timed up and go
テスト、5回立ち座りテスト（●Q17参照）、6分間歩行などがよく用いられま

す。これらはすべて簡便に計測でき、連続変数でかつ正規分布するので、骨格筋機能の向上を比較的鋭敏に反映すると考えられます。

③バイオマーカー

IGF-1やデヒドロエピアンドロステロン、IL-6やTNF-αなど、サルコペニアの原因と考えられているバイオマーカーの測定も行われています。まだ一般的ではありませんが、今後の研究によってこれらバイオマーカーの測定の有用性が明らかになると期待されます。

骨格筋量の増加も治療の目標に

サルコペニアの治療によってこれらの指標がすべてパラレルに推移するわけではありません。筋力やそれに伴う身体能力、バイオマーカーは比較的早期から改善がみられますが、骨格筋量、筋厚などはやや遅れて改善されます。したがって、治療効果を評価する際に骨格筋量に変化がなくても、他の指標が改善されている場合には、さらに治療を継続することにより骨格筋量にも好影響が現れる可能性があります。

骨格筋量の減少はサルコペニアの主要な構成要素であり、さまざまな健康障害をもたらします。そのため、サルコペニアに対する介入を行う場合には、筋力や身体能力の改善に留まらず、骨格筋量の増加も目標に加えて実施するとよいでしょう。

【山田　実】

図　超音波診断装置と徒手筋力計

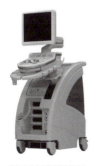

超音波診断装置
超音波画像から定量的に筋厚を測定します。CTやMRIと比べて安価で、X線のような被曝もありません。

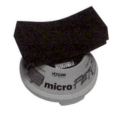

徒手筋力計
検査する部位の重さ、検査者の徒手抵抗にどれくらい逆らって運動できるか、それぞれの関節の各運動方向を個別に検査します。

第4章：文献

1) 厚生労働省. 平成25年度厚生労働科学研究費補助金による「健康日本21（第二次）の推進に関する研究班」

2) 厚生労働省. 平成25年国民生活基礎調査.

3) Bunout D, et al. The impact of nutritional supplementation and resistance training on the health functioning of free-living Chilean elders: results of 18 months of follow-up. J Nutr 2001; 131: 2441S-6S.

4) Vechin FC, et al. Comparisons between low-intensity resistance training with blood flow restriction and high-intensity resistance training on quadriceps muscle mass and strength in elderly. J Strength Cond Res 2015; 29: 1071-6.

5) Reid KF, et al. Comparative effects of light or heavy resistance power training for improving lower extremity power and physical performance in mobility-limited older adults. J Gerontol A Biol Sci Med Sci 2015; 70: 374-80.

6) Fiatarone MA, et al. Exercise training and nutritional supplementation for physical frailty in very elderly people. N Engl J Med 1994; 330: 1769-75.

7) Roth SM, et al. Muscle size responses to strength training in young and older men and women. J Am Geriatr Soc 2001; 49: 1428-33.

8) Binder EF, et al. Effects of progressive resistance training on body composition in frail older adults: results of a randomized, controlled trial. J Gerontol A Biol Sci Med Sci 2005; 60: 1425-31.

9) Bonnefoy M, et al. The effects of exercise and protein-energy supplements on body composition and muscle function in frail elderly individuals: a long-term controlled randomised study. Br J Nutr 2003; 89: 731-9.

10) Taaffe DR, et al. Once-weekly resistance exercise improves muscle strength and neuromuscular performance in older adults. J Am Geriatr Soc 1999; 47: 1208-14.

11) Foley A, et al. Effectiveness of once-weekly gym-based exercise programmes for older adults post discharge from day rehabilitation: a randomised controlled trial. Br J Sports Med 2011; 45: 978-86.

12) Rydwik E, et al. Effects of a physical and nutritional intervention program for frail elderly people over age 75. A randomized controlled pilot treatment trial. Aging Clin Exp Res 2008; 20: 159-70.

第5章

サルコペニアで
要介護にならないために

- Q22 効果的な介護予防とは？
- Q23 サルコペニアに多い合併症は？
- Q24 心不全との関係は？
- Q25 糖尿病との関係は？
- Q26 慢性閉塞性肺疾患との関係は？
- Q27 腎臓病との関係は？
- Q28 関節リウマチとの関係は？
- Q29 サルコペニア肥満とは？
- Q30 筋量・筋力アップのためのトレーニング法は？
- Q31 筋肉を増やすために必要な栄養素は？
- Q32 いくつになっても筋肉は鍛えられるか？
- Q33 低栄養の高齢者をどのように見つけるか？
- Q34 食事制限がある人へのアプローチは？
- Q35 咀嚼・嚥下機能障害へのアプローチは？
- Q36 要介護者の筋力増強法は？
- Q37 要介護者の栄養療法は？
- Q38 多職種連携―地域包括ケアシステムの事例
- Q39 地域連携：予防プログラム・セルフチェック法
- Q40 市民啓発：笑いの効果・サロンづくり

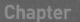

CHAPTER 5

Q22

サルコペニアで要介護にならないために
効果的な介護予防とは？

　日本人の平均寿命は男性80.50歳、女性86.83歳（平成26年簡易生命表概況）、健康寿命は男性71.19歳、女性74.21歳（平成25年度厚生労働科研費報告書）で、死を迎える前に男性では約9年間、女性では約12年間、非自立期間を過ごすことになります。また後期高齢者が要介護状態になる最たる原因は「老衰（加齢による虚弱状態）」ですから、今後「より効果的な介護予防策」を考えることが大切になります。

筋量、筋力の低下が負の連鎖を招く

　多くの高齢者では筋量や筋力が低下していても日常生活に不自由を感じることはあまりありません。これは本人の筋力に見合った生活をしているからで、ともすれば本人も周囲の人も「まだ大丈夫」と安心しがちです。一方で「椅子から立ち上がる」という動作で若年女性が発揮する筋力は最大筋力の42％ですが、後期高齢女性では80％に及ぶと報告されており[1]、筋力の予備能が低下していると考えられます。したがって骨折や疾患の発症で安静・寝たきりの状態になると、それがたとえ短期間でも[2]、ADLの障害や要介護状態が容易に発生します。

　50歳代以降、筋量は年に1％前後、筋力は2〜3％低下するといわれていますが、この速さには個人差があります。個人差の大部分は不活発な生活や疾患・障害による日常生活の活動制限がもたらす「廃用（十分に活用しないことによる生理機能の二次的低下）」が原因です。廃用による筋量・筋力の低下は身体機能を低下させるのみならず、基礎代謝の低下、総エネルギー消費の低下、食欲不振、低栄養状態などを引き起こし、さらなる筋量・筋力の低下を招く[3]ので、この「負の連鎖」を断ち切り、さらには未然に防ぐために、日頃から身体を動かすことが重要です。

効果的な対策は筋力低下を自覚する前から

　高齢期の筋力維持には有酸素運動だけでは不十分で、筋力トレーニング（レジスタンス運動）が必要だと報告されています[4]。いったん低下した筋力を改善させるためには最大筋力の60〜80％の負荷が必要ですが、筋力の維持だけならば最大筋力の20〜30％の強度で可能だといわれています[5]。

　そこで、介護予防のもっとも効果的な方法として、筋力の低下を自覚する前から

の有酸素運動の継続や週に2～3回の筋力トレーニングがあげられます。また高齢者ではタンパク質摂取や運動による筋肉へのタンパク質同化作用が弱いこと（同化作用抵抗性）が知られていますので、サルコペニアの予防のためには1.2～1.5g/kg体重/日のタンパク質摂取やビタミンDの摂取が薦められます[6]。さらに老化と廃用の負の連鎖に陥らないためには日頃から生活習慣病の予防や早期治療、社会的交流の維持・促進などが望まれます。

ポピュレーションアプローチとハイリスクアプローチ

　介護予防策は高齢期から始めても効果は限局的であり、長期間持続しないと考えられます。より効果的な介護予防法図は、①発育期には適正な栄養摂取や運動、健康教育で最大筋量・筋力を高め、②若年成人期から中年期にかけては就職、出産・育児で中断しがちな運動習慣の継続を図り、食生活や生活習慣の乱れを是正し、③高齢期には運動量や身体活動量を減らさない工夫と良質タンパク質やビタミンD摂取を心がけることで筋量・筋力の低下を防ぐ、というライフステージに応じたポピュレーションアプローチを行うとともに高齢期には慢性疾患、多種薬剤投与、不動（廃用）、老年症候群などのハイリスク者を減らす努力とこれらのハイリスク者への運動・栄養介入というハイリスクアプローチを行うことです。

【安藤富士子・下方浩史】

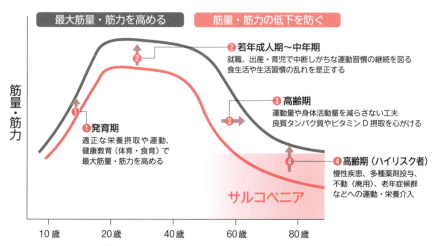

図　サルコペニアの効果的予防策

ライフステージに応じたポピュレーションアプローチ（❶、❷、❸）の方策と高齢期のハイリスクアプローチ（❹）により、若年成人期の最大筋量・筋力を高め、中年期以降の筋量・筋力低下によるサルコペニアの発症を軽減する。

著者作成

CHAPTER 5

Q23

サルコペニアで要介護にならないために
サルコペニアに多い合併症は？

　サルコペニアの合併症として骨粗鬆症や、生活習慣病や老年疾患などがあります。

サルコペニアと骨粗鬆症は合併しやすい

　40歳以上の日本人女性ではサルコペニアの発症と骨粗鬆症との間に強い関連が認められています[7] 図。また、無重力の宇宙空間では宇宙飛行士の筋量と骨量の減少が同時に起こるので、その予防のためにレジスタンストレーニングが毎日必要ですが、宇宙飛行士の筋量は骨量と比較して約6倍速く回復します。骨格筋と骨の間には反応性の違いとともに相互連関の可能性があることがわかります。

　動物実験では、筋萎縮に伴いマイオカインの一種であるマイオスタチンの発現が上昇し、またマイオスタチン欠損マウスでは骨量が増加しました。骨格筋と骨の両方に作用する液性因子として、ビタミンD、性ホルモン、GH/IGF-1などがあります。ビタミンD欠乏症のくる病や骨軟化症では、筋組織の異常や筋力低下が起こり、ビタミンD受容体が骨格筋にも発現していることから、骨だけでなく骨格筋に対してビタミンDが作用する可能性も考えられます。

生活習慣病、老年疾患
① 慢性炎症と老化は関連している（inflammaging）

　加齢に伴って炎症が誘導されること、慢性炎症と老化との関連が明らかとなり、inflammaging（inflammation＋aging）という概念で理解されています。加齢に伴うホルモン動態の変化、身体組成の変化などによって、IL-6、IL-1、TNF-αなどの炎症性サイトカインの産生が増大します。高齢者では血中の炎症性サイトカインが上昇し、それが生活習慣病や老年疾患の発症、進展に関与している可能性があります。

② 炎症性サイトカインと筋量・筋力

　高齢者を対象とした縦断研究では、血中IL-6濃度は四肢筋量、握力との間で負の相関が示されています。IL-6、CRP高値群では3年間に筋力が低下する危険率は2～3倍と高い結果でした。

　またサルコペニアと炎症性サイトカイン、液性因子との関連性を調べるため健康な高齢者を対象とした縦断研究によれば、高齢男性ではTNF-α、可溶性IL-6受容体レベルが高い群では握力が低下しました。体重補正によってもTNF-α、可溶性TNF-α受容体レベルが高い群では大腿筋量が低下しました。

　このように、加齢に伴う血中、筋組織中でのIL-6、TNF-αと四肢筋量、筋力との間には負の相関関係があります。炎症性サイトカインはサルコペニアと慢性炎症を基盤とした生活習慣病、老年疾患に深く関わっています。これら病態における共通性や加齢・慢性炎症・液性因子などの関与について、今後の研究が期待されます。

【小川純人】

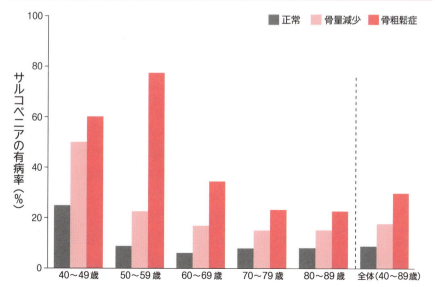

図　日本人女性における骨粗鬆症とサルコペニアの関係

Miyakoshi N, et al. J Bone Miner Metab 2013; 31: 556-61. より引用

CHAPTER 5

Q24

サルコペニアで要介護にならないために
心不全との関係は？

　サルコペニアやフレイルは循環器科領域でも注目を浴びているトピックスの一つです。2016年の欧州の心不全診療ガイドライン[8]ではサルコペニア、フレイルが頻回に登場し、循環器科の標準診療のなかで対峙していくべき重要な課題となっていることを象徴しています。

心不全では入退院を繰り返すたびに体力が低下する

　心不全は、心臓のポンプ機能が低下して、末梢主要臓器の酸素需要に見合うだけの血液量を拍出できない状態です。日本人を対象とした疫学研究[9]によると、心不全症状が悪化して入院した患者が1年以内に再び心不全の増悪で入院する確率は約25％、死亡率は約10％です。実に、4人に1人が1年以内に再入院しています。心不全患者は入退院を繰り返すたびに心機能や運動耐容能が徐々に低下していくため、サルコペニアを予防するという観点でも、心不全の再入院を予防することが重要です。

心不全患者のサルコペニア合併率と予後

　心不全患者におけるサルコペニアの合併率は、その定義や対象の集団によっても異なりますが、心不全患者の20〜25％に筋量の低下が認められるとのデータがあります[10, 11]。

　心不全患者では、骨格筋異常として骨格筋萎縮、遅筋から速筋への筋線維タイプの変化、ミトコンドリア量の減少、酸化的酵素の低下などが起こります。つまり、心不全患者の骨格筋は筋量の減少による筋力低下に加えて、より疲労しやすい性質の筋に変化しています。心不全の特徴の一つである運動耐容能低下も、骨格筋の量と質にもっとも強く影響されることがわかっています。

　心疾患患者でも筋力や歩行速度などの身体機能は生命予後の強力な予測因子です。われわれの検討では、虚血性心疾患患者における筋力低下は既存の冠危険因子の影響を調整してもなお生命予後の強力な予測因子でした[12]図。また、

筋量の指標として用いられている上腕周囲長も心不全患者において優れた予後予測因子でした[13]図。これらの結果は、筋量と筋力を維持するための運動療法や栄養療法の重要性を示唆しています。

サルコペニアと心臓リハビリテーション（心リハ）

慢性心不全に対する心リハは、各国の診療ガイドラインでclass IAに位置づけられています。心不全患者4,740例のメタ解析では、心リハ（運動療法）はすべての原因による再入院を25％、心不全による再入院を39％低下させました[14]。心リハの主要な構成要素として、中強度の有酸素運動、レジスタンストレーニング、再入院予防のための患者指導・疾病管理があげられます。心リハは入院期だけでなく、退院後に継続的に行うことによって初めて改善効果が認められるため、長期にわたって継続して行うことが重要です。

【神谷健太郎】

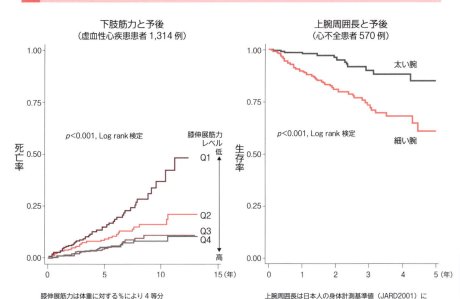

図　心疾患患者における予後

下肢筋力と予後（虚血性心疾患患者 1,314例）

膝伸展筋力は体重に対する％により4等分
Q1: ≦ 35.0, Q2: 35.1～44.8, Q3: 44.9～55.9, Q4: ≧ 56.0

Kamiya K, et al. Am J Med 2015; 128: 1212-9. より引用

上腕周囲長と予後（心不全患者 570例）

上腕周囲長は日本人の身体計測基準値（JARD2001）における年代・性別ごとの中央値をカットオフ値として設定。

Kamiya K, et al. J Am Coll Cardiol HF 2016; 4: 265-73. より引用

CHAPTER 5	サルコペニアで要介護にならないために
Q25	# 糖尿病との関係は？

　サルコペニアの原因として、加齢や廃用、栄養不良、神経変性疾患などに加えて、内分泌障害も重要です。内分泌障害にはインスリン作用が低下した状態であるインスリン抵抗性も含まれ、サルコペニアと糖尿病に共通する病態として注目を集めています。

インスリンの作用とインスリン抵抗性

　インスリンは膵β細胞から分泌されるホルモンです。骨格筋では細胞表面のインスリン受容体と結合して、糖取込みの増加、グリコーゲンの合成促進と分解抑制、遊離脂肪酸の取込みの増加、タンパク質の合成促進と分解抑制、細胞増殖などの作用を示します。

　サルコペニアの病態を考えるうえで、インスリンと構造的に相同性の高いIGF-1も重要です。IGF-1は成長ホルモンの制御を受けて肝臓で合成・分泌され、血中でIGF-1受容体（IGF-1R）と結合して、主にタンパク質の合成促進と分解抑制、細胞増殖と分化、筋肥大などの作用を示します。

　インスリン受容体とIGF-1Rの構造は類似し、その下流のシグナル伝達分子も多くが共通しています。インスリンシグナル伝達機構が障害されると、血中インスリン濃度が正常に保たれていてもインスリン作用が減弱している状態、つまりインスリン抵抗性に陥ります。日常臨床で多くみられるのは、肥満や加齢に伴うインスリン抵抗性ですが、これに膵β細胞からのインスリン分泌低下が加わると、インスリン作用が不十分となって血中のグルコース濃度（血糖値）が上昇します。これが糖尿病の状態です。

サルコペニアと糖尿病に共通する骨格筋のインスリン抵抗性

　骨格筋は体内で最大のグルコースの取込み臓器ですが、糖尿病・インスリン抵抗性の状態ではグルコースが血液中から骨格筋へと十分に取り込まれず、血糖値が上昇します。加えて、インスリンやIGF-1によるタンパク質の合成促進・

70

分解抑制や細胞増殖といった作用が低下するため、骨格筋量は減少し、骨格筋でのインスリン作用はさらに低下します。このように骨格筋でのインスリン抵抗性を中心として悪循環が形成され、糖尿病とサルコペニアがともに増悪していく可能性が想定されます。

実際、インスリン作用が低下していた糖尿病患者では加齢に伴う骨格筋の減少幅が大きかった一方、インスリン抵抗性改善薬を投与されていた患者ではその減少幅が小さかったというデータがあります[15] 図 。

骨格筋のインスリン抵抗性を反映する指標

日常診療で筋量が減少した症例を診察する場合、糖尿病やインスリン抵抗性の有無が重要です。糖尿病が疑われる患者にはブドウ糖負荷試験を行いますが、同時にインスリン値も測定すれば、インスリン抵抗性も評価することができます。インスリン抵抗性の指標として一般的に用いられているHOMA-Rは空腹時の血糖値とインスリン値から計算し、主に肝臓でのインスリン抵抗性を表すのに対し、120分値までを用いて計算する松田インデックスなど、骨格筋を含めた全身でのインスリン抵抗性を反映する指標もあります。

【笹子敬洋・植木浩二郎】

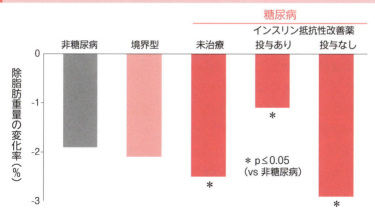

図 糖尿病とその治療が除脂肪重量に及ぼす影響

除脂肪重量:体脂肪以外の総重量で、主に筋肉の重量を反映する。

Lee CG, et al. Diabetes Care 2011; 34: 2381-6. より著者ら作成

CHAPTER 5

Q26

サルコペニアで要介護にならないために
慢性閉塞性肺疾患との関係は?

サルコペニアと慢性閉塞性肺疾患（COPD）

COPDはタバコ煙などの有害物質の長期吸入曝露によって起こる肺の炎症性疾患で、その障害は呼吸器だけでなく慢性全身性炎症性疾患として、サルコペニア、カヘキシア、虚血性心疾患、慢性心不全、骨粗鬆症、糖尿病、メタボリックシンドローム、貧血、抑うつなどが併存しています。サルコペニアもCOPDも高齢者に多く、加齢に伴う機能低下曲線が似ているので、併存によって共通の危険因子やメカニズムで要介護に至る過程が加速されると考えられます。COPD重症群では軽症群よりもサルコペニアを高率に合併し、COPDとサルコペニアの強い関連がうかがわれます[16]。

COPD患者のサルコペニアは呼吸リハビリテーションの対象
①COPDの増悪を予防して負の連鎖を断つ

COPD患者のサルコペニアでは、①摂取カロリー（食事量）と消費カロリー（呼吸障害により増大した安静時エネルギー需要）のアンバランス、②筋タンパク質の異化と同化のアンバランス、③炎症性サイトカインによる慢性炎症の亢進、④活性酸素産生増加と抗酸化物質の減少による酸化ストレスの増強、などが相互に複雑に作用しあっています。炎症性サイトカインは食欲低下を招くとともに栄養補給の効果を弱め、「負の連鎖」を引き起こします。身体活動性の低下（不活発な生活習慣）も重大な要因で、COPDの急性増悪による臥床時に著しくなるので、COPD増悪予防は介護予防の重要課題の一つです。
②サルコペニアはCOPDの予後因子

2014年欧州呼吸器学会の「COPDにおける栄養評価と治療の指針」[17]はサルコペニアを含む身体組成異常をCOPDの独立した予後因子としています。除脂肪体重、BMI、意図しない体重減少の有無で栄養リスクを層別化（肥満、サルコペニア、カヘキシア）し、心血管イベントや死亡のリスクを評価することの重要性を強調し、運動療法を加えた栄養介入、特にバランスのよい食事を

提唱しています。

③包括的呼吸リハビリテーション

　COPD患者のサルコペニアは包括的呼吸リハビリテーション（呼リハ）[18]による治療の対象として実践・研究されてきました。呼リハでは多職種協動のチームで患者をケアし、個別化された下肢筋トレーニングを主とした運動療法、栄養療法、呼吸法の習得を含む疾患教育、服薬指導や口腔ケアを行います。

高齢者総合的機能評価に基づいた統合ケア

　サルコペニアを伴うCOPD患者の介護予防には、複数の視点から同時に、危険因子と全身併存症、生活機能障害や心理・精神的影響、社会的影響について包括的に検討する「高齢者総合的機能評価（CGA）」を行い、これに基づいて統合ケア[18]を行います図。統合ケアは診断時から人生の最終段階まで持続的かつ一貫したセルフマネジメントが基礎で、呼リハが中心となります。単純な増悪時のアクションプランに始まり、認知行動療法的なアプローチでCOPD患者の自己効力感を強化することで行動変容に導き、健康増進・維持を可能にします。

【千田一嘉】

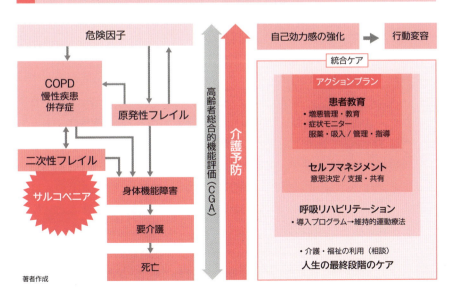

図　COPDに伴うサルコペニアと二次性フレイルのメカニズムと統合ケア

著者作成

CHAPTER 5

Q27

サルコペニアで要介護にならないために

腎臓病との関係は？

慢性腎臓病はサルコペニアの危険因子

　慢性腎臓病（CKD）では、栄養摂取不足や活動性低下といったサルコペニアの要因が生じやすく、その背景にはCKD発症につながる糖尿病や肥満などの生活習慣病や心不全などの疾患が併発しています。これら疾患があってCKDが誘導されると、筋タンパク質の合成（同化）低下と分解（異化）亢進が起こり、さらに身体活動・機能が低下して、サルコペニアが進展すると考えられます[19] 図。サルコペニアが進展すると転倒、骨折しやすくなって入院や要介護に陥るため、CKDではサルコペニアの有無を早期に評価することが重要です。

　保存期CKD患者ではCKDステージの進行にしたがい、四肢筋量や歩行速度などの身体機能が低下します。末期CKD（透析）患者の20～30%にサルコペニアがみられ，その頻度は一般高齢者より高率で、生命予後を悪化させます[20]。CKDがサルコペニアを進展させる危険因子であることは臨床的にも明らかです。

CKDの骨格筋におけるホメオスタシスの破綻

　CKDの骨格筋では量と質が低下しています。そのメカニズムとして、IGF-1の発現が低下して、IGF-1受容体の下流シグナル伝達（Akt-mTOR経路）が抑制され、筋タンパク質合成が低下します。一方でAkt-FoxO経路が活性化され、ユビキチンプロテアソーム系が亢進し、筋タンパク質分解が亢進されるだけなく、アポトーシスも誘導されます。また、CKDでは炎症性サイトカインが誘導されて、インスリンシグナル抑制や糖質コルチコイド作用により筋タンパク質の合成低下と分解亢進が起こります。CKDステージが進行すると、筋増殖抑制因子のマイオスタチンの発現が増加し、筋タンパク質の合成が低下します。さらに、テストステロンの減少やレニンアンジオテンシン系の活性化による筋サテライト細胞数減少と機能低下は、筋再生能の低下をもたらします。

　このように、CKDの骨格筋ではホメオスタシスが破綻しており、そのことがサルコペニアという表現型として現れ、腎機能の悪化とともに進行します。

CKD患者のサルコペニア対策

　CKD患者においてもサルコペニアの予防・治療は運動と栄養補充が中心です。保存期CKDではレジスタンストレーニングなどの筋力トレーニングが推奨されており、CKDステージ3以上では3ヵ月以上の筋肉トレーニングにより筋力や身体機能が改善されます。

　筋タンパク質の合成促進のためには、タンパク質、特に分枝鎖アミノ酸（BCAA）摂取が推奨されています。しかし、保存期CKD患者では腎機能低下のためにタンパク質摂取制限を行うことが「慢性腎臓病に対する食事療法基準2014年版」[21]に記載されていますが、サルコペニアやフレイルの合併には十分に注意する、という記述にとどまっています。低タンパク食が筋量減少を引き起こすとの報告がある一方で、0.6g/kg体重/日のタンパク質摂取でも運動との併用で体重や筋量、筋力の増加がみられたとの報告[22]もあります。CKD患者における適切な運動強度とタンパク質摂取量を明確にするためには、さらなる検討が必要です。

　CKD患者に対するサルコペニアの発症・進展抑制を目的とする筋力トレーニングとアミノ酸補充は有用です。もっとも重要なのは、CKD患者のサルコペニアを早期に発見し、適切な介入を行うことで予後改善を図ることです。特に運動量や食事摂取量が少ないCKDステージが進行した患者において、その必要性は高いといえるでしょう。

【杉本　研・楽木宏実】

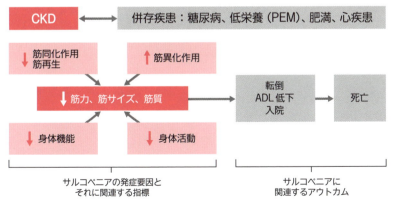

図　CKDにおけるサルコペニアの発症から予後まで

Avin KG, et al. Curr Osteoporos Rep 2015; 13: 173-9. より引用

| CHAPTER 5 | サルコペニアで要介護にならないために |
| Q28 | **関節リウマチとの関係は？** |

関節リウマチと炎症性サイトカイン

　関節リウマチ（RA）は、関節滑膜の慢性的炎症による全身の関節痛や腫脹が特徴の自己免疫疾患です。慢性的な炎症を伴い増殖した関節滑膜は、絨毛状に広がって骨や軟骨に浸潤してパンヌスと呼ばれる組織を形成します。このパンヌスに浸潤した免疫細胞からTNF-α、IL-1、IL-6などの炎症性サイトカインが産生され、マトリックスメタロプロテアーゼ（MMP）などのタンパク質分解酵素が大量に産生されることで骨や軟骨組織が破壊され、関節が変形して拘縮が起こります。

　タンパク質異化作用のあるTNF-αやIL-1、IL-6により全身性炎症が生じているRAは、サルコペニアを合併しやすいのです。たとえば、IL-6は骨格筋に直接作用して筋タンパク質合成に関与するIGF-1シグナルを阻害し、TNF-αやIL-1βはNF-κBやMAPKを介して筋萎縮関連遺伝子であるMAFbx（muscle atrophy F-box）/atrogin-1やMuRF1（muscle RING finger protein-1）の発現を増強して、筋タンパク質分解を促進します[23, 24]。

　また、RAはカヘキシア（⮕**Q12参照**）とも深い関わりがあり、カヘキシアはサルコペニアの要因でもあります。健康な人と比べてRA患者は主に骨格筋で体細胞量が少なく[25]、体脂肪量が多いことが報告されています[26] 図。典型的なカヘキシアは筋量、体脂肪量ともに低下しますが、RA性カヘキシア[27]は筋量の減少、体脂肪量の増加を特徴としており、RA患者の3人に2人がカヘキシアであるともいわれています。

関節リウマチの治療薬とサルコペニア

　RA患者は、疼痛や関節可動域制限のため身体活動量が低下しやすいので、サルコペニアが進展します。加えて、RA治療で用いられるステロイド薬（糖質コルチコイド）は炎症性サイトカインを抑制しますが、FoxO活性増強とmTOR活性抑制とを介してステロイド筋症を引き起こし、筋量減少・筋力低

下をもたらします。そのほかにも、加齢、女性ホルモン、酸化ストレス、肥満、低栄養などRAの病態にかかわるさまざまな因子がサルコペニアを進展させます。

　RA治療で近年使われるようになったTNF-αやIL-6を阻害する生物学的製剤（抗TNF-α抗体や抗IL-6受容体抗体）は、炎症性サイトカインを直接阻害してサルコペニアを抑制する可能性があります。抗TNF-α抗体薬を投与したクローン病患者で筋量と筋力が増加したという報告もあります[28]。また、RAに合併しやすい骨粗鬆症の治療薬（ビタミンD製剤など）もサルコペニアを改善させる可能性があります。

関節リウマチ合併サルコペニアの評価の難しさ

　このように、RAとサルコペニアは深くかかわっていると考えられますが、RAに合併するサルコペニアの実態は明らかではありません。サルコペニアは筋量、筋力、歩行速度を調べて診断しますが、関節疼痛や変形があると、筋力が低下していなくても握力低下や歩行速度が遅い場合があるので、RA患者ではサルコペニアの評価が困難なのです。RA患者のサルコペニアを評価するためには、関節炎の影響を受けにくい筋量だけで判定したり、握力よりも関節炎の影響が少ないと考えられる大腿四頭筋の筋力を測定するなどの工夫が必要です。

　サルコペニアは転倒や骨折のリスクを高めるだけでなく、生命予後にも影響を与える重要な合併症です。RA患者のサルコペニアの実態調査が望まれます。

【鳥井美江・橋本　求】

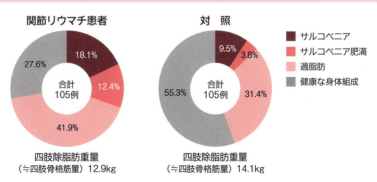

図　ベトナム人女性における関節リウマチとサルコペニアとの関係

対象：発症3年以内の早期関節リウマチ患者（ベトナム人女性、26～73歳）105例と、年齢をマッチさせた健康な成人女性105例で比較。サルコペニアは除脂肪指数を用いて判定。

Dao HH, et al. Rheumatology(Oxford) 2011; 50: 1250-8. より著作作図

CHAPTER 5

Q29

サルコペニアで要介護にならないために

サルコペニア肥満とは?

サルコペニア肥満の病態と生命予後

　肥満を伴うサルコペニアを「サルコペニア肥満」といいます。全身の筋量が少ないにもかかわらず、肥満であり、過剰な体脂肪の一部が筋組織の中に入り込んで（筋内脂肪）霜降り肉のようになっています。

　老化に伴う骨格筋量減少、筋力低下は、高齢者の動作や歩行を不安定にさせてADLを低下させます。また、骨格筋量の減少はインスリン抵抗性の要因となり、肥満も糖尿病などの代謝性疾患の重要な要因です 図。サルコペニア肥満では、代謝性疾患、心血管性病変のリスクが高いだけなく、ADL低下、転倒・骨折のリスクも高いため、健康長寿実現の大きな障害となります。

サルコペニア肥満の判定には筋量よりも筋力

　サルコペニア肥満はまだ研究が始まったばかりなので、診断基準は確立されていません。研究のための基準として、肥満の診断基準とサルコペニアの診断基準とを組み合わせることが考えられます。しかし、日本人の場合、BMI $\geqq$ 25kg/m^{2}で骨格筋量減少を示す者は少数です。特に女性では肥満に伴い筋肉内に過剰な脂肪が入り込み、筋力は低下するにもかかわらず、筋内脂肪を含めた骨格筋全体のサイズはあまり変化しないことが多いためです。

　40歳以上の地域住民3,914例を対象とした私たちの調査でも、AWGSの基準（筋量＋握力または歩行速度）（ Q14参照）でサルコペニアと判定され、かつBMI $\geqq$ 25kg/m^{2}であったのは男性2例のみで、女性は1人もいませんでした。また、骨格筋量の基準（BIAによるSMI：男性7.0kg/m^{2}未満、女性5.7kg/m^{2}未満）だけで判定したサルコペニアでBMI $\geqq$ 25kg/m^{2}であったのは男性が10例、女性は1例だけでした。一方、握力（男性26kg未満、女性18kg未満）かつ、BMI $\geqq$ 25kg/m^{2}で判定したサルコペニア肥満は、男性が7例、女性は38例でした。特に女性では筋肉の量的な変化よりも質的な変化が大きく、しかも筋力低下は日常生活の障害となります。サルコペニア肥満の対策を行うために

は、筋量ではなく筋力や身体機能の低下に基づいて、サルコペニア肥満を定義する必要があります。

簡便な筋力チェック法

このように、サルコペニア肥満の臨床的な判定に用いる検査としては、機器を使ってSMIのような骨格筋量を測定するよりも、握力による筋力の測定は簡便にできる点でも有用です。筋力低下の簡便なチェック・ポイントとしては、ペットボトルの蓋を開けられるか、立ったまま靴下を穿けるか、階段を登るときに手すりを使うか、などが考えられ、問診などにも応用できます。

BMIは体格の指標

BMI高値がむしろ疾病の進行のリスクを抑え、発症の予防につながることがある場合を「肥満パラドックス」「BMIパラドックス」と言ったりします。ここで注意しなければならないのは、BMIは身体の大きさの指標であって、必ずしも肥満度の指標ではないことです。肥満は体脂肪の過剰な蓄積を示す状態で、肥満者ではBMI高値になりますが、肥満でなくても骨格筋量や骨量が多ければBMIは高くなります。BMIが同じように高値でも体脂肪が少なく筋肉が多い場合と、筋肉の少ないサルコペニア肥満では全く異なった予後となる可能性があります。

【下方浩史・安藤富士子】

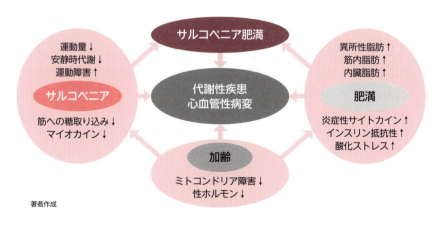

図　加齢、サルコペニア、肥満、サルコペニア肥満と代謝性疾患、心血管性病変との関わり

著者作成

CHAPTER 5
Q30

サルコペニアで要介護にならないために

筋量・筋力アップのための
トレーニング法は?

　高齢者の筋量や筋力を増やすにはレジスタンストレーニング（RT）が有効であることが多くの研究で示され、それらの結果を統合したメタアナリシスやシステマティックレビューで明らかにされています[29~31]。

筋量アップに対する運動のエビデンス

　49編の介入研究をメタアナリシスしたPetersonらの結果によれば、RT後に除脂肪体重（LBM）が平均1.1kg上昇すると報告しています[32]。Binderらは9ヵ月間のRTでDXAによる除脂肪体重（FFM）が平均0.84±1.4kg増えると報告しています[33]。Vechinらは、高強度（1RMの70~80%）のRTと低強度（1RMの20~30%）の加圧トレーニングを週2回12週間指導した後、MRIで計測した大腿四頭筋の横断面積が、高強度RTで7.9%、低強度加圧トレーニングで6.6%増加したことから、低強度加圧トレーニングも高強度RTほどではないが有効と報告しています[34]。また、筋力強化運動とバランス訓練、柔軟性改善運動を合わせて指導すると、FFMが2.7%上昇したとの報告もあります[35]。

運動の強度や頻度、部位で変わる筋力増強効果

　運動による筋力増加の効果は身体の部位や強度によって異なります。評価方法として、一般的に上肢筋力では握力（ ➡ Q15参照 ）を、下肢筋力では膝伸展力を計測します。それ以外ではleg press、chest press、足背屈力、椅子立ち上がり時間、1RMなどを測ります。

①運動強度

　47編（対象者1,079例）のメタアナリシスでは、高強度運動により筋力は9.8~31.6kg増加し、変化の程度はleg pressで29±2%、chest pressで24±2%、膝伸展力で33±3%と、どの部位でも有意な筋力の増加効果が認められ、高強度運動の有効性が示されています[29]。また、Vechinらは足の筋力は高

強度運動で54.0％増加、低強度運動で17.0％増加し、他の研究と同様、高強度運動が筋力増強にはより効果的であると報告しています[34]。しかしReidらは、最大脚伸展パワーは低強度で34.0％、高強度で42.1％増加し、1RM筋力は低強度で13.3％、高強度で19.2％増加したことから、運動強度による効果に有意差が認められず、低強度運動でも十分な筋力増加効果が得られるとしています[36]。

② 運動頻度

Taaffeらは1RMの80％のRTを週1～3回指導して総合筋力を比較し、週1回で37.0％増加、週2回で41.9％増加、週3回で39.7％増加と、運動頻度による筋力の変化に差がみられなかったことを報告しています[37]。また、DiFrancisco-Donoghueらは1RMの75％のRTを週1～2回指導して膝伸展力の変化を調べ、週1回で25.1％増加、週2回で39.4％増加と、週2回の指導で筋力増加が大きいものの有意差は認められなかったとしています[38]。

このように、週1回の運動でも筋力維持には一定の効果はありますが[37, 38]、どれも小規模な集団での結果です。低強度や低頻度の運動の有効性を追認するためには、大規模集団での検討が必要です。

【金　憲経】

Column

簡単にできる椅子体操

高齢者でも運動によって筋量や筋力は増加します。
本コラムでは、足の筋力向上のための運動として、簡単にできる椅子体操を紹介します。
椅子は、座ったときに足の裏が床につく高さで、肘掛けのない椅子がよいでしょう。

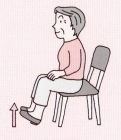

つま先とかかとの上げ下げ
かかとを床につけたまま、つま先をしっかり上げ、2～3秒静止したあとに下ろします。次に、つま先を床につけたまま、かかとを上げ、2～3秒静止したあとに下ろします。これを1セットとして、10セット程度繰り返します。

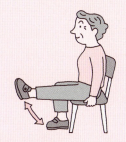

片足上げ膝伸ばし
椅子に深く腰かけ、体が後ろに反らないように気をつけながら、まず片方の膝を1回、次にもう片方の膝を1回伸ばします。これを1セットとして、10セット程度繰り返します。

CHAPTER 5

Q31

サルコペニアで要介護にならないために

筋肉を増やすために必要な栄養素は？

筋量減少に対する栄養の働き

　高齢になると、筋タンパク質の分解が合成を上回るか、合成速度が低下するかによって、筋タンパク質の量は徐々に減少します。しかし、筋タンパク質の合成を促進するか分解を抑制することができれば、筋量の減少を抑えることができます。

　これまでの研究で、筋量を増やす栄養成分として、タンパク質、茶カテキン、ビタミンD、オメガ3脂肪酸、乳脂肪球皮膜、アミノ酸などがあげられていますが、なかでも必須アミノ酸やビタミンDの補充が、筋量や筋力の増加、歩行機能の改善に有効といわれて関心が高まっています。

タンパク質・必須アミノ酸の補充で筋量・筋力を増強

　高齢男性48例を対象に、ホエイ、カゼイン、カゼイン加水分解物を摂取した後の筋タンパク質合成を比較した研究では、ホエイ摂取が合成促進にもっとも効果的でした[39]。また、タンパク質補充による筋量や筋力への影響を検討した22編のランダム化比較試験をメタアナリシスした結果によれば、FFMは0.69kg増加、足の1RM筋力は13.5kg増加し、タンパク質補充は筋量および筋力の増強に有効であるとされています[40]。

　高齢者でも必須アミノ酸の摂取で筋タンパク質の合成が促進され、特にロイシン高含量の必須アミノ酸摂取で効果が高いことが多くの研究からわかっています。ロイシンを35.88％含む必須アミノ酸11gを補充した研究[41]では、LBMは12週で1.14±0.36kgの有意な増加、下肢筋力は16週で22.2±6.1％増加、そして通常歩行速度も有意な改善（補充前1.26±0.05m/秒→16週1.34±0.05m/秒、$p=0.002$）を認めました。一方、ロイシン18.6％、リジン15.5％を配合する必須アミノ酸7.5gを1日2回3ヵ月間補充した研究[42]によれば、LBMは有意に増加（43.5±2.8kg→45.2±3.0kg）しましたが、筋力は変化がみられませんでした。これまでの研究から、必須アミノ酸補充でおお

むね筋量は増加するものの、筋力への影響は研究によって結果が異なり、さらなる検証が必要です。

われわれは地域在住サルコペニア高齢者を対象に、必須アミノ酸補充による筋量、筋力、歩行速度の改善効果を検証しました[43]。必須アミノ酸3g（ロイシン42.0％、リジン14.0％、バリン10.5％、イソロイシン10.5％、スレオニン10.5％、フェニルアラニン7.0％、他5.5％）を3ヵ月間にわたって1日2回補充（1日総補充量6g）した結果、四肢骨格筋量は栄養補充群、運動群、運動＋栄養補充群の3群でいずれも有意に増加し、なかでも運動＋栄養補充群で効果がもっとも大きく、サルコペニア高齢者の骨格筋量が増える可能性が示唆されました図。

ビタミンD－不足すれば身体機能が低下

丈夫で健康な骨づくりに欠かせないビタミンDは、不足状態が続くと骨が脆弱化して、骨粗鬆症や骨折のリスクが高まります。65～92歳の男女2,957例を対象にした研究[44]では、血中ビタミンDレベルが低い群は高い群に比べて、男性で握力、開眼片脚立ち、女性で握力、開眼片脚立ち、歩行速度などの身体機能が劣っていることや、ビタミンDレベルが低い女性では転倒率が高いことが示されています。ビタミンD補充で筋力が改善されるといわれますが、サルコペニア予防の効果についてはさらなるデータの蓄積が必要です。

【金　憲経】

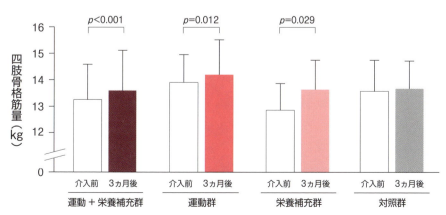

図　3ヵ月間の介入による四肢骨格筋量の変化

Kim H, et al. J Am Geriatr Soc 2012; 60: 16-23. より著者作成

CHAPTER 5

Q32

サルコペニアで要介護にならないために

いくつになっても 筋肉は鍛えられるか？

筋量減少の特徴とその影響

　加齢に伴うもっとも特徴的な身体変化は、脂肪組織量の増加と、骨量や骨格筋量の減少です。Forbesらは加齢に伴ってFFMが男性で0.34kg/年減少、女性で0.22kg/年減少することが、老化現象の指標になるとしています[45]。また、20〜88歳の213例（男性79例、女性134例）を対象にDXAによりFFMを調べたわれわれの研究[46]では、男女とも20歳代に最大値（男性：61.1±6.7kg、女性：41.5±5.1kg）、80歳代に最小値（男性：43.1±5.5kg、女性：31.7±2.3kg）を示し、その差は男性で18.0kg、女性で9.8kgと、女性よりも男性で差が大きいことがわかりました。さらに、年代別、部位別に筋量を比較したところ、男女とも加齢に伴ってもっとも多く減少するのは足の筋量でした。

　このように、FFM減少の要因となる筋萎縮や筋量減少には加齢が強く関与します。さまざまな要因で骨格筋量が減少すると、「筋の質」を表す筋力が衰弱します。特に下肢筋力の衰えは歩行機能を著しく低下させ、転倒や骨折のリスクを高めることから、高齢者の健康維持を考えるうえで大変重要な問題です。

　日頃からの運動やトレーニングの効果は年齢によって異なります。高齢者を対象とした多くの報告から、年齢がトレーニングの効果に及ぼす影響がわかります。

運動の継続で高齢者の筋力維持

　レジスタンス運動による筋量の増加が多く報告されています。20〜30歳の若年群と65〜75歳の高齢群で運動前後の大腿四頭筋量を比較した研究[47]では、運動後に若年群で5.0％、高齢群で3.7％の増加を認め、筋量増加に性差や年齢差はみられませんでした。

　18〜35歳の若年者14例と60〜75歳の高齢者9例を対象に5日間のベッドレスト試験を行った研究によれば、DXAによる足の筋量と、足の筋力は高齢群で有意に低下しましたが、若年群では変化はみられませんでした。さらに、

ベッドレスト試験後に8週間の運動を実施した結果、高齢群の筋量は試験前の水準まで回復し、筋力は試験前より有意に増加しました[2]。

運動による筋力増加を若年群と高齢群で比較した研究では、9週間の筋力強化運動によって1RM筋力は若年群で34±3%増加、高齢群で28±3%増加しましたが、運動後31週までに1RM筋力は若年群で8±2%減少、高齢群で14±2%減少しました[48]。このように、若年者ほどではないにしても、高齢者でも運動による有意な筋力増加が認められましたが、若年者に比べて高齢者では運動後の減少率が大きいことから、高齢者の筋力維持には継続的な運動が必要だと考えられます。

サルコペニア高齢者には運動と栄養補充

高齢者でも運動によって筋量や筋力は増加します。われわれは地域在住75歳以上のサルコペニア高齢女性を対象に、3ヵ月間の運動指導およびアミノ酸補充（栄養補充）を行った結果[43]、運動群、運動＋栄養補充群、栄養補充群で四肢骨格筋量（◯ Q31 参照）、通常歩行速度が介入前より有意に改善されました。また、足の筋量は運動群、運動＋栄養補充群で介入前より有意に増加しましたが、下肢筋力を表す膝伸展力が有意に増加したのは運動＋栄養補充群のみで、他の介入群では有意な変化は認められませんでした図。地域在住のサルコペニア後期高齢者の筋力増加のためには、運動と栄養補充のどちらかだけでは不十分で、両者を併用した介入の有効性が強く示唆されました。　　　【金　憲経】

図　3ヵ月間の介入による足の筋量と膝伸展力の変化率

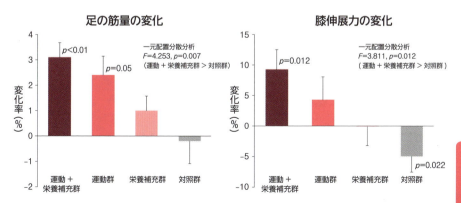

Kim H, et al. J Am Geriatr Soc 2012; 60: 16-23. より引用

> **CHAPTER 5**
> **Q33**

サルコペニアで要介護にならないために

低栄養の高齢者を
どのように見つけるか?

MNA®-SFの活用

　高齢者の栄養状態評価に有用なのが、簡易栄養状態評価表[49]（MNA®-SF、図）です。外来診療でも簡単に使用でき、A～Fの項目の合計点数で評価します。

①食事摂取量（A）、体重減少（B）

　摂取エネルギー量は加齢に伴い減少しますが、消費量に見合わない低いエネルギー摂取量は、除脂肪体重の減少を加速させ低栄養や身体機能障害を引き起こします。

②移動性（C）

　ADLが低下すると食事摂取量も低下し、低栄養リスクが上昇します。ADLが低下した高齢者では低栄養の罹患率が高くなります。

③精神的ストレスと急性疾患（D）、神経・精神的問題（E）

　高齢者に特徴的な精神的ストレスに、うつ、せん妄、不安、不眠などがあります。いずれも食事摂取量低下の原因となり、特にうつ状態は低栄養の危険因子として重要です[50]。急性疾患では炎症を伴いタンパク質異化が亢進している場合が多く[51]、低栄養を引き起こします。

　アルツハイマー病では発症後早期から体重減少がみられますが、発症前からすでに体重減少が著しいとのデータもあります[52]。疫学調査により高齢期の肥満は認知症発症のリスクが低く、低体重はそのリスクが高いことが示されています[53~56]。赤血球数減少、HDL-C低値、血清Alb低値は認知機能低下の危険因子となる可能性があります[57]。これらのことから、認知機能低下と低栄養は相互に影響しあっています。

④BMI・下腿周囲長（F）

　下腿周囲長はDXAによるSMIと正の相関を示し、骨格筋量を反映するとの報告[58]があり、それによるとAWGSのSMI基準値（●Q14参照）に相当する下腿周囲長は、男性34.3cm（感度89%、特異度88%）、女性32.8cm（感度78%、特異度72%）です。

身近なところに潜む低栄養の早期発見には小さな変化を見逃さない

　高齢の入院患者の約4割は低栄養、約5割は低栄養リスクとの報告[59]がありますが、自立した高齢者でも栄養状態にリスクを抱えている可能性があることを念頭におく必要があります。その意味で、MNA®-SF、体重の定期的な評価は重要です。

　国立長寿医療研究センターでは、栄養相談室でも体組成と体重を測定しています。自宅に体重計があっても測定していない人は多いので、セルフチェックが可能な体重減少は、低栄養リスクを反映する良い指標です。外来栄養指導などで長期に患者と関わる場合、患者の顔や歩き方を見て体重減少に気付くことがあります。元気のない時は食欲が低下していたり、口腔の問題や、脱水、便秘などで食事摂取量が低下していたり、以前より歩行速度が遅い時は骨格筋量が減少していたりします。良好な経過をたどっていても、それらの変化は突如出現し、血液検査には反映されないことが多いのです。栄養相談室への入り方、歩き方、座り方、表情、話し方、浮腫の有無など普段からよく観察し、小さな変化に気付くことは、低栄養を早期発見するうえで非常に重要です。

【木下かほり】

図　MNA®-SF（Mini Nutritional Assessment-Short Form）

詳しくは http://www.mna-elderly.com/forms/mini/mna_mini_japanese.pdf
または、QRコードからアクセスしてください。

CHAPTER 5

Q34

サルコペニアで要介護にならないために

食事制限がある人への
アプローチは?

糖尿病：過栄養と低栄養の両方を意識

　糖尿病の食事療法は一般的にエネルギー過剰摂取を是正しますが、高齢者では低栄養の問題も考慮する必要があります。血糖値の低下や体重の減量に注意が向きすぎたり、食生活の急な変化が過剰な制限を招いたりして、低栄養を引き起こす可能性もあります。過栄養と低栄養の両者が常に問題になることを忘れてはならず、適切な評価（➡ Q33参照）と介入が必要です。

　高齢糖尿病患者ではうつ、認知機能低下のリスクが高く、これらは低栄養の危険因子でもあります[50]。また、併存疾患、ADL、生活背景などに多種多様な問題を抱え、その個人差が大きく、食生活にも影響を及ぼします。糖尿病は歯周病と関連していますが、咀嚼機能の低下（➡ Q35参照）はタンパク質摂取量を減少させ、低栄養の原因ともなります[60]。

　低栄養に対しては、食事での栄養バランスを整えることを基本に、生活状況に応じて缶詰、冷凍食品、調理ずみ惣菜などの活用も考慮します。これらは塩分が高めですが、低所得、調理が十分にできないなどの問題があっても手軽にタンパク質を摂取することができます。コンビニエンスストアでも品揃えが充実しているので、遠くまで買い物に出かけられなくても入手できます。

　なお、サルコペニア肥満に対する食事療法としては、適正なエネルギーと良質なタンパク質の摂取による骨格筋量の増加と体脂肪量の減少を目指すとともに運動療法の併用が不可欠です（➡ Q29参照）。

CKD：タンパク質制限でエネルギー摂取量低下の可能性を意識

　CKDの食事療法では、十分なエネルギー摂取と病期に応じたタンパク質制限を行います[21]。蛋白尿の少ない高齢者は、末期腎不全のリスクが低く[61~63]、タンパク質制限の意義は乏しいですが、末期腎不全のリスクが高い高齢者でエネルギー摂取量が十分であれば、タンパク質は0.8g/kg標準体重/日が推奨されています[64]。

タンパク質制限とともにエネルギー摂取量も低下してしまうと、体タンパク質量や脂肪量が不足するPEW（protein-energy wasting）[65]に陥りやすくなります。CKDステージG3以上ではサルコペニアの有病率は男性18.1％、女性12.6％とのデータがあります[66]。CKDでは塩分制限も行いますが、加齢による味覚障害で減塩食の摂取がすすまない場合もあります。PEWのリスクの高い高齢者では、食事摂取量を確認しながら、摂取エネルギー量不足にならないような介入が必要です。状況に応じて制限をゆるめたり、栄養補助食品の利用が必要になる場合もあります。

重要なのはタンパク質の「質」

　必須アミノ酸のロイシンには強い筋タンパク質合成刺激作用があります[67, 68]。しかし、高齢者ではそれに対する反応が低下しており[69]、必須アミノ酸の閾値が高い可能性があります[70]。また、体タンパク質合成には摂取する食品のアミノ酸バランスが整っている必要があり、必須アミノ酸の含有率を評価する「アミノ酸スコア」図が高いほど良質なタンパク質といえます。ロイシンは肉、魚、乳製品、大豆に多く含まれ、アミノ酸スコアは肉、魚、卵、牛乳、ヨーグルト、大豆が100、プロセスチーズが91です。

【木下かほり】

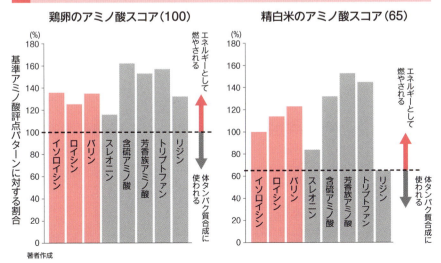

図　1985年 FAO/WHO/UNU パターンによるアミノ酸スコア

CHAPTER 5

サルコペニアで要介護にならないために

Q35 咀嚼・嚥下機能障害への アプローチは？

咀嚼・嚥下機能障害とサルコペニア

咀嚼・嚥下は多くの筋肉によって行われている協調運動です。咀嚼・嚥下に関連する筋肉は加齢により萎縮しやすく、骨格筋とともにこれらの筋肉がサルコペニアになると老嚥（老人性嚥下機能低下）やサルコペニアの咀嚼・嚥下機能障害を生じます。咀嚼・嚥下機能障害の原因として、脳卒中による嚥下筋の麻痺、サルコペニアがあげられ、高齢者ではサルコペニアが進行すると、脳卒中による嚥下筋の麻痺がない場合でも食べられなくなります。

咀嚼・嚥下機能障害とサルコペニアは密接に関連していると考えられます。高齢者の咀嚼機能と上腕周囲長、体重の関連[71]、咬合とサルコペニア、低栄養の関連[72, 73]、舌厚と栄養状態の関連[74]、舌筋力と嚥下障害、上腕筋面積の関連[75]、嚥下障害と上腕周囲長、下腿周囲長の関連[76, 77]などが報告されています。

急性疾患がもたらす二次性サルコペニアと嚥下機能障害

高齢者医療の現場では誤嚥性肺炎を診療することが多いでしょう。一定期間の絶飲食とベッド上安静、末梢点滴による治療で誤嚥性肺炎の病態が沈静化したところで食事をすると、むせるようになります。肺炎という急性炎症による侵襲とベッド上安静で骨格筋の筋タンパク質分解が亢進し、そして不必要な末梢点滴が筋タンパク質合成を低下し、嚥下筋だけでなく全身の筋量、筋力が低下します。さらに、絶飲食は嚥下機能の廃用症候群を引き起こします。

このように、誤嚥性肺炎の治療ではサルコペニアの4つの原因（加齢、低栄養、低活動、疾患）が同時に存在しやすくなります。咀嚼・嚥下機能障害を合併した高齢者では、身体活動量や栄養状態に特に注意する必要があります図。

早期発見の重要性

高齢者の咀嚼・嚥下機能障害の治療には、積極的な口腔ケア、口腔体操、経

口摂取の維持、離床、リハビリテーション、栄養サポートが有効です。しかし、介入時期が遅れたり介入量を見誤ったりすると、十分に改善されないので早期スクリーニングが大切です。

咀嚼を含めた口腔機能を評価するツールとして、「改訂口腔アセスメントガイド（ROAG）」[78]や「Oral Health Assessment Tool（OHAT）」[79]などがあります。これらは歯科以外の医療従事者でも使用可能です。ROAGで評価した口腔機能障害は低栄養やサルコペニアのみならず、咀嚼・嚥下リハビリテーションの効果とも関連します[80, 81]。

老嚥や二次性サルコペニアでも早期の嚥下機能障害であればEAT-10[82]によるスクリーニングが有効です。臨床的に簡易に測定できる下腿周囲長や握力から嚥下機能障害のリスクを推測することも有用かもしません。頭部挙上の可否[83]からも嚥下機能障害の推定が可能です。MNA®-SFを用いた低栄養のスクリーニング（ Q33参照）や急性疾患や慢性疾患の評価を行うことで、サルコペニアのリスクがより明らかになります。

サルコペニアによる嚥下機能障害は早期発見、早期対応することで進行を遅らせ、改善することが可能ですが、これまでほとんどの臨床医に認識されていなかった新しい概念です。脳卒中による嚥下筋の麻痺がなくても咀嚼・嚥下機能障害が存在することが周知され、サルコペニアによる嚥下機能障害が臨床現場でルーチンの診療対象となることを期待します。

【吉村芳弘】

図 **サルコペニアによる咀嚼・嚥下機能障害**

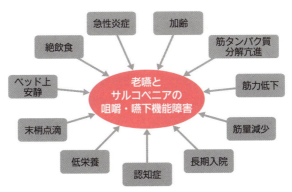

老嚥：嚥下機能は保たれているが誤嚥のリスクが健常者に比べて高い状態。
サルコペニアの嚥下機能障害：嚥下機能の機能的余力がほとんどない状態。

著者作成

CHAPTER 5

Q36

サルコペニアで要介護にならないために

要介護者の筋力増強法は?

　フレイル高齢者においても運動が身体機能や日常生活動作の改善に有効であることが明らかになっています[84~91]。そこで、介護が必要なフレイル高齢者向けのトレーニング方法について、これまでの研究結果を交えながらいくつか紹介、提案します。

レジスタンストレーニング

　筋力を高めるうえでもっとも基本となるのがレジスタンストレーニング（RT）です。RTは骨格筋の収縮・伸展活動に物理的な負荷を加えるトレーニング方法で、フレイル高齢者では、①マシン、②足・手首に装着する重り、③伸縮性のゴムバンドなどがよく用いられています。

　マシンを利用するRTでは、目的とする骨格筋に集中的な負荷を与えることができ、大きな筋力増強効果が期待できます。介護施設に入居しているフレイル高齢者100例（男／女：37/63、平均87.1±0.6歳）にマシンを利用したRTを行った研究では、下肢筋力の向上率は100％以上でした[92] 図。フレイル高齢者でもトレーニングを適切に行うことで筋力は顕著に回復します。

　一方、フレイル高齢者では、力みに伴う脊椎圧迫骨折や一時的な血圧上昇による脳出血などのリスクが高いので、マシンの負荷は慎重に、かつ徐々に高めることが肝要です。導入期では「最大挙上重量（1RM）の50％の強度で、10~15回を3セット」を目標に始めます。正しい動作を獲得でき次第「1RMの75％の強度で、8~10回を3セット」を目安に移行するとよいでしょう[93]。なお、トレーニングへの適応に関して個人差が大きいので、セット数や反復回数を調整するなど、個人に見合った適量の負荷の設定（提供）が必要です。

Multi-component exercise（MCE）

　RTによって高い筋力を得られたとしても、日常生活動作の円滑化につながらなければ、介護予防や身体的自立の促進は期待できません。日常生活動作の

遂行には、筋力だけでなく持久力やバランス力が必要です。

　フレイル高齢者を対象とした9報の無作為化比較試験のうち、6報がMCEを採用していました[91]。MCEは、RTに有酸素性トレーニングやバランストレーニングを併せることで、全身の身体機能を高めるトレーニングなので、単種目のトレーニングと比較して日常生活動作に関連する身体機能を向上させます[89]。要介護度の進行を遅らせるためには、トレーニングによって獲得した筋力を日常生活のなかで活かせるように工夫する視点が重要です。

要介護からの脱出に向けて

　運動は筋力や身体機能、日常生活動作に良好な影響を及ぼします。しかし、運動によりフレイルや要介護状態そのものが改善されるかどうかを検討した報告はほとんどありません。今後、どのような運動プログラム（種目、頻度、強度、期間＝総運動量）が要介護度の進行を遅らせるうえで有効かの検討とともに、フレイルや要介護状態からの脱出（改善）に焦点を当てた研究の成果が期待されます。

【大須賀洋佑・田中喜代次】

図　介護施設入居者におけるマシン利用のレジスタンストレーニングの効果

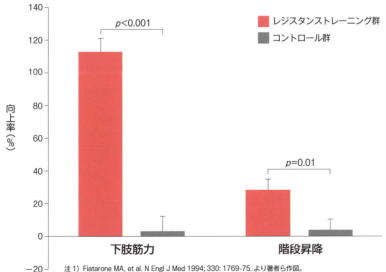

注1）Fiatarone MA, et al. N Engl J Med 1994; 330: 1769-75. より著者ら作図。
注2）レジスタンストレーニング群とコントロール群にはサプリメントを引用している者を含む。
注3）各群の症例数は文献内に記載されていなかったため割愛している。

CHAPTER 5

Q37

サルコペニアで要介護にならないために

要介護者の栄養療法は？

必要エネルギー量は個別性が高いことを念頭におく

　ベッド上安静は骨格筋と身体機能の低下を招きます。高齢者では5日間ベッド上安静で下肢除脂肪量が0.5kg減少したとの報告があります[2]。しかし、身体活動を十分に行えない状況でも栄養管理を適切に行うことで代謝恒常性、筋量、身体機能を維持し、廃用を予防できます[94]。高齢者の必要エネルギー量は、基礎代謝量よりもむしろ身体活動量に依存するので[95]、個人差を考慮した栄養管理が必要です。

　Harris-Benedict（H-B）式は1918年に欧米人を対象とした調査から算出された基礎代謝量計算式で、活動係数と傷害係数を乗じて必要エネルギー量（kcal/日）を求めます[96]。

　1日に必要なエネルギー量（kcal/日）＝H-B式[*1]×活動係数[*2]×傷害係数[*3]

　[*1]男性：66.4730＋[13.7516×体重(kg)]＋[5.0033×身長(cm)]−[6.7550×年齢(歳)]
　[*1]女性：655.0955＋[9.5634×体重(kg)]＋[1.8496×身長(cm)]−[4.6756×年齢(歳)]
　[*2]活動係数：意識低下の寝たきり「1.0」、ベッド外活動「1.3～1.4」（参考値）
　[*3]傷害係数：ストレスなし「1.0」、飢餓状態「0.6～0.9」、手術「1.1～1.5」（参考値）

　日本人では過剰、日本人高齢女性では過少に算出される[97]ため、体重変化などをモニタリングして微調整が必要です。肥満は身体機能の低下を招くので、身体活動量が低下した高齢者に対して経腸栄養投与を行う際は過剰摂取にも注意が必要です。

食事の工夫と栄養補助食品や栄養剤の活用

　高齢者を対象に外来で栄養指導を行っていても、1日2食や昼食が少量だったり、摂取食品が偏っていたりする例をよく経験します。これら食行動の背景には、うつ状態による食欲低下や認知症による摂食行動障害だけでなく、経済的な問題、調理担当者の準備能力の不足など、さまざまな理由があります。特に要介護状態の高齢者では、食事摂取量低下や栄養バランス不良がみられ、個々

の背景を十分把握して対応する必要があります。食べられるものを優先し、食べられないものに関しては栄養補助食品や栄養剤を併用します。食品扱いのものは液状〜固形状、一般〜病者用など種類は豊富で、1個200〜500円で市販されています。医薬品扱いのものは医師の処方が必要で、種類も限られていますが、保険適用なので10〜30％の費用負担です。これらを考慮して栄養剤を検討します。

　食事では、ヨーグルトにバナナを入れたり、調理にスキムミルクを活用したり、卵や乳製品を使った間食を取り入れたり、少量でエネルギーやタンパク質を摂取するための工夫をします。また、高齢者は食事を残すことに抵抗があったり、料理の品数が多すぎると食べやすい野菜料理ばかり食べてしまったりするので、主食と主菜を優先的に摂れるよう品数を調整することも工夫の一つです。

　咀嚼・嚥下機能が低下している場合（ ⮕ Q35参照）は食形態の配慮が必要です。とろみ剤は唾液の影響を受けやすいもの、牛乳や濃厚流動食ではダマになりやすいものなどがあり、食品表示を確認しながら用途に合わせた選択が必要です。ゼリー状の補助食品で離水（固形分と水分が分離）が多いと食べ始めの一口で誤嚥することもあるので、容器に移したり、はじめに少量を捨てるなどの工夫が必要なこともあります。

ベッド上安静でも栄養介入で骨格筋量減少を予防する

　中年期男女を対象に14日間ベッド上安静として、その間ロイシンを補充（0.06g/kg体重/食）すると、補充しない群に比べてベッド上安静7日目の除脂肪体重の減少が抑制されたとの報告があります[98]。また、10日間、安静状態とされた健常高齢者が、ロイシン代謝産物であるβ-ヒドロキシ-β-メチル絡酸（HMB）を摂取（3g/日）すると、安静時の除脂肪体重が減少しにくいことが報告されています[99]。経鼻胃管栄養療法中の施設入所高齢者にHMB（2g/日）を28日間投与したところ、ウエスト周囲長、下腿周囲長の改善がみられました[100]。これらは、ベッド上安静状態でも栄養介入により筋量減少を防ぐ可能性を示すものです。

【木下かほり】

CHAPTER 5

Q38

サルコペニアで要介護にならないために

多職種連携
―地域包括ケアシステムの事例

医療・介護・福祉の複合的なサービスによるサルコペニア予防

　介護保険制度で要介護と認定される主な原因疾患は、脳血管障害、関節疾患、骨折、認知症などです。サルコペニアはこれら慢性疾患や身体機能障害のリスクを高める要因の一つとされており、サルコペニア予防は要介護状態に陥ってしまう未来を変えうる鍵となります。

　高齢者がQOLを維持し、要介護にならないようにするためには、個々人の健康を維持しようとする継続的な努力だけでは不十分であり、医療・介護・福祉の複合的なサービスも必要です。高齢者にとっては、介護予防も含めて可能なかぎり住み慣れた地域や自宅で、自分らしく自立した日常生活を営むことが望ましく、地域包括ケアシステムの構築が喫緊の課題です。自助、互助、共助、公助の基で、多職種が連携して地域のさまざまな社会資源を活用し、施設で提供されるサービスを地域で展開できる仕組みの確立が望まれています。

介護予防・日常生活支援総合事業：地域包括ケアシステム構築の第一歩

　2012年の介護保険法改正により、要支援者および要支援状態となりうる者（二次予防事業対象者）を対象とした、介護予防と日常生活支援を包括的かつ継続的に提供するシステムとして「介護予防・日常生活支援総合事業」がスタートしました。これは多様な人材資源を含む社会資源の活用を図り、地域包括ケアシステムの構築の第一歩であるとともに、各自治体にとっての大きな課題です。というのも、「介護予防・日常生活支援総合事業」は、その活用が各自治体の裁量に一任されている比較的自由度の高い事業で、自治体の積極的な取組みと適切なマネジメント能力、そして熱意が必須だからです。サルコペニアの予防や治療の取組みはこの「介護予防・日常生活支援総合事業」が担う部分が大きく、自治体の特性や実情に応じた地域包括ケアシステムの構築へ向けた取組みが求められます。

多職種連携の場としての地域ケア会議：和光市の事例

多職種連携による地域包括ケアシステムにより、要介護認定率を低下させた好事例として、埼玉県和光市の「健康づくり基本条例」を紹介します。

和光市の要介護認定率は2006年をピークに大きく低下しています[101]図。和光市の事例の最大の特徴は、マクロの計画策定とミクロのケアマネジメント支援を連結する多職種連携の場としての地域ケア会議です。さらに、マクロの計画策定では、65歳以上の市民全員（要介護度3～5の人、施設入所者を除く）を対象に全数調査を実施・分析し、そこから得た生活圏域ごとの特徴や課題を介護保険事業などに組み込んだことが先駆的でした。地域ケア会議には保険者がコーディネーターとなり、地域包括支援センターおよび医療専門職（管理栄養士、歯科衛生士、理学療法士、作業療法士、薬剤師などの外部助言者）、検討ケースの担当ケアマネジャー、介護サービス事業所担当者や行政担当者などが参加して個々人のケアプランのブラッシュアップを行う多職種連携の場です。地域ケア会議によりミクロのケアマネジメント支援のあり方を検討し、マクロ的な計画策定にフィードバックする仕組みです。全数調査や地域ケア会議を重ねることで、栄養ケア・口腔ケアステーション設置や介護予防ヘルプなどの特徴的な地域支援事業が始まりました。

サルコペニアの予防や治療には、各自治体が地域の特性・課題を把握し、多職種連携によるケアプランニングのブラッシュアップと計画策定へのフィードバックの繰り返しを通じて地域包括ケアシステムを展開していくことが求められます。

【田中友規・飯島勝矢】

図　和光市の要介護認定率

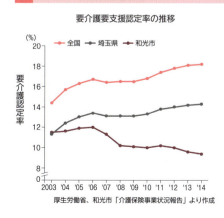

要介護要支援認定率の推移

厚生労働省、和光市「介護保険事業状況報告」より作成

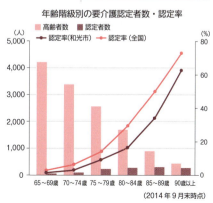

年齢階級別の要介護認定者数・認定率

（2014年9月末時点）

CHAPTER 5

Q39

サルコペニアで要介護にならないために

地域連携：予防プログラム・セルフチェック法

サルコペニア予防に求められる効果的なヘルスプロモーション

　サルコペニア予防は医療・介護・福祉の資格をもつメディカルスタッフだけでは成しえず、地域に住む高齢者自身（市民）や自治体（行政）などと連携して、より早期の段階から介入することが重要です。医療・介護・福祉の多職種連携のみならず、地域連携による多様なレベル（個人内／個人間／コミュニティ／地域）への効果的なヘルスプロモーションが、サルコペニア予防のための必須課題です。ここでは、どのように市民自身がサルコペニア予防に対する意識変容・行動変容を起こしうるかを紹介します。

健康信念モデル：行動を変える6要素

　健康行動理論ではすべての行動は認知を通じた意識変容から起こります。ヘルスプロモーションでは個人内レベルがもっとも基本です。その行動理論の一つである健康信念モデルでは、行動変容に必要な6要素を理論化しています。

　サルコペニア予防を例にすると、高齢者自身がサルコペニアになりうる状態であることを知り（①脆弱性の認知）、重篤な結果をもたらすことの理解から始まります（②重大性の認知）。そして、サルコペニア予防には大きな障害が伴わず（③障害の認知）、リスクの減少が期待できることの把握が重要です（④利益の認知）。さらに、リスクの思い出しや継続的な指導、励ましがあり（⑤行動のきっかけ）、自己効力感（⑥行動に対する自信）が高い状態にあるほど、行動変容や維持をしやすいという理論です。サルコペニアを知り、その重大性や自身のリスクを認知することがサルコペニア予防のスタートラインであり、高齢者をそこへ導くことは市民や行政が担う大きな役割の一つです。

セルフチェック法：指輪っかテスト、イレブン・チェック

　より多くの市民がサルコペニアのリスクを知るのにもっとも効率的なのはセルフチェック法で、代表的な方法として「指輪っかテスト」があります図。ま

た、サルコペニア予防に重要な11項目（栄養、運動、社会参加）を盛り込んだ質問票「イレブン・チェック」102)附表1（→p102）は、弱点となる要素の認知と目標設定を同時に提供できる、健康行動理論に則ったセルフチェック法です。指輪っかテストやイレブン・チェックでサルコペニアの危険度が高い人は、医療・介護・福祉レベルの介入が必要である可能性が高いので、セルフチェックは効率的なサルコペニア予防に欠かせません。

コミュニティレベルでの予防プログラム：フレイルチェック

　個人レベルを超えたコミュニティレベルでの予防プログラムもあります。一例として、フレイルチェック（→Q40参照）では教材を用いてフレイルやサルコペニアとその対策を知り、指輪っかテストやイレブン・チェックなどの簡易チェックに加えて、四肢筋量を測るなどの深掘りチェックも実施するプログラムです。最大の特徴はすべて高齢の市民サポーターがその担い手であり、千葉県柏市ではすでに行政主体で広域展開をしています。医療・介護・福祉という枠組みを超えて市民・行政まで巻き込み、地域で一体となってサルコペニアに立ち向かっていくことがいま求められています。　　　　【田中友規・飯島勝矢】

図　指輪っかテスト

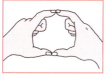

1　両手の親指と人差し指で輪を作ります。

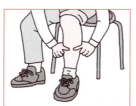

2　利き足でないほうのふくらはぎの一番太い部分を力を入れずに軽く囲んでみましょう。

指輪っかでふくらはぎが囲めてしまう人は、サルコペニアの有病率や新規発症リスクが高いことがわかっています。

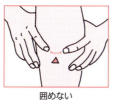

囲めない

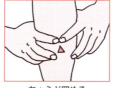

ちょうど囲める

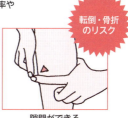

隙間ができる

転倒・骨折のリスク

低い　　　→　　　高い

サルコペニアの危険度

CHAPTER 5

Q40

サルコペニアで要介護にならないために

市民啓発：
笑いの効果・サロンづくり

サロンなどへの社会参加で要介護・サルコペニアを予防する

　日本は世界を牽引する長寿国ですが、なかでも長野県やかつての沖縄県は特に秀でた平均寿命で知られています。その背景要因の一つに、地域人口に対して公民館の数が多いことがあげられます。公民館のような高齢者の社会参加の場が豊富なことは、生きがいや仲間づくりにもつながるだけでなく、閉じこもり予防や健康増進にもよい効果をもたらすことが期待されています。

　わが国の研究で、高齢者の社交場としてサロンを設置することが要介護リスクを半減させる可能性が示され[103]、われわれの研究結果でも組織活動に参加することがプレサルコペニアのリスクを31％減少させています。したがって、サルコペニア予防においてもサロンなどの社会参加の場を設けることが重要です。

　サルコペニアの予防プログラムを介入する場合でも、サロンなどの集団に対する実施がより効果的であることが期待されます。健康行動モデルの一つに社会的認知理論がありますが、行動変容は個人的要因だけではく周囲の行動変容、社会環境が相互に影響しあうという相互決定論に基づきます。したがって、サロンなどの集団での行動変容を促すことが、より効果的なプロモーションです。

笑いの絶えないエンターテイメントでサルコペニアやフレイルを予防する

　サルコペニアやフレイルの予防を目的としたプログラムに、「フレイルチェック」があり、意識変容や行動変容を促します（●Q39参照）。フレイルチェックでは市民サポーター（フレイルサポーター）がフレイルやサルコペニア、チェック結果の説明などを行い、参加者はサルコペニアの重大性や自身のリスクを認知します。簡単な予防法を紹介し、教材を提供して達成可能なファーストステップを示すことにより、行動に対する自己効力感を高める効果もあります。

　フレイルチェックは市民主体の集団で行う笑いの絶えないエンターテイメントで、参加への障害も少なく継続参加が容易であるように設計されています。

さらに、尊敬できるフレイルサポーターや周囲の参加者がロールモデルにもなります。同じサロンで継続して行えば、周囲の仲間のポジティブな行動変容が自身の行動変容や習慣化を強めることも期待できます。

フレイルサポーターにもよい影響

フレイルチェックの最大の特徴は、市民であるフレイルサポーターがその担い手であるという点です。現状では指定の研修会と数回の実務経験という過程を経てフレイルサポーターとなりますが、フレイルチェックの担い手となることが、フレイルサポーター自身の社会参加や社会的役割となり、自己効力感に大きな影響を及ぼします。わが国の研究でも、社会的な役割をもっていると死亡率が12％低下することが報告されています[104]。

実際にフレイルサポーター48人に対して行った質問票調査では、94％が「フレイルサポーターとしての活動にやりがいを感じ」、87％が「これからも活動を続けたい」と回答しており、自由記述のコメントでもその影響がよく表れています 附表2（ p103）。

社会参加の場をつくる：サルコペニア予防の鍵

フレイルチェックの事例のように、個人個人がサルコペニアのリスクや重大性を容易に認知でき、周囲の仲間と社会環境との相互作用をもってサルコペニア予防に向けた行動を始め、かつ継続できる社会参加の場（サロン）を設けることが、サルコペニア予防の鍵になります。そのためには、地域の事情や特性を把握している自治体（行政）の担当者や民生委員、サロンづくりの主な担い手である社会福祉協議会などと手を携えて、効果的でエンターテイメント性がある社会参加の場をつくっていくことが重要です。

【田中友規・高橋　競・飯島勝矢】

| Q39-附表1 | サルコペニアのセルフチェック法－イレブン・チェック | | |

| 質問項目 | 回答欄 | |
	青信号	赤信号
Q1 ほぼ同じ年齢の同性と比較して健康に気をつけた食事を心がけていますか	はい	いいえ
Q2 野菜料理と主菜（お肉またはお魚）を両方とも毎日2回以上は食べていますか	はい	いいえ
Q1～2で　■青信号が2つ：食習慣への意識はしっかりとお持ちのようです　■青信号が0～1：食習慣への意識が足りていない可能性があります		
Q3 「さきいか」「たくあん」くらいの固さの食品を普通に噛みきれますか	はい	いいえ
Q4 お茶や汁物でむせることがありますか（※）	いいえ	はい
Q5 1回30分以上の汗をかく運動を週2回以上、1年以上実施していますか	はい	いいえ
Q6 日常生活において歩行または同等の身体活動を1日1時間以上実施していますか	はい	いいえ
Q7 ほぼ同じ年齢の同性と比較して歩く速度が速いと思いますか	はい	いいえ
Q8 昨年と比べて外出の回数が減っていますか。（※）	いいえ	はい
Q9 1日1回以上は、誰かと一緒に食事をしますか	はい	いいえ
Q10 自分が活気に溢れていると思いますか	はい	いいえ
Q11 何よりもまず、物忘れが気になりますか（※）	いいえ	はい
Q3～11で　■青信号が6～9：筋肉量をしっかり維持できている可能性が高いです　■青信号が0～5：筋肉が弱まっていたり、健康に心配なところがあったりする可能性があります　※Q4、Q8、Q11は「はい」と「いいえ」が逆になっていますので注意してください		

栄養 食・口腔 / 運動 / 社会参加

結果を青信号（良い）、赤信号（悪い）で表し、弱点となる要素の認知と目標設定（赤信号を青信号にする）を同時に提供できる、健康行動理論に則ったセルフチェック法です。

出典：厚生労働科学研究費補助金長寿科学総合研究事業「虚弱・サルコペニアモデルを踏まえた高齢者食生活支援の枠組みと包括的介護予防プログラムの考案および検証を目的とした調査研究」（H24－長寿－一般－002）報告書.

Q40-附表2　フレイルチェックの風景と参加者・サポーターの声

フレイルチェックは千葉県柏市における大規模コホート研究「柏スタディ」から得られた学術的知見より開発されました。フレイルチェックは指輪っかテスト（●Q39参照）などの簡易チェックに加えて、栄養（食や口腔）・運動・社会参加に対する深掘りチェックを行い、参加者自身が青信号（良い）や赤信号（悪い）をつけていくことで自分自身の通知票を作るプログラムです。参加者やサポーターのコメントからもさまざまな気づきを得ていることがわかります。

フレイルチェック参加者の声	フレイルサポーターの声
・指輪っかテストでサルコペニアの可能性があるということに気がつきました。	・運動・食事に関しては健康で元気に生活していくうえで大切な要素と認識していました。しかし、社会性は市民サポーターとして活動するようになってからその大切さを強く意識するようになりました。
・口腔ケアに関してはほぼ満点でないと青信号にならないことについて口腔ケアの重要性を感じました。「身体の健康は お口から」ということなんですね。	・参加者の話しぶりなどを耳にする時、自分の今後の健康づくりの参考となるものがありました（サークル活動などに積極的に参加して楽しく活躍している姿など）。
・人との関わりがとても大切なことだと理解できました。これからも友人、知人を大切にしていきたいと思いました。	・サポーターとして参加している以上、自分の健康も大切と感じています。できるだけ（短い距離でも）歩くように心掛けています。また、町でサポーターの人と会うと挨拶をし、言葉も交わすようになりました。
・もっと進んで社会に（ボランティア活動など）参加するようにしたいと思いました。	
・市や町のサークル活動を探して1つくらい入ってみようと思いました。	・サポーター仲間との交流や高齢者と接する機会が増えました。また、自治会や市の活動など気にするようになりました。

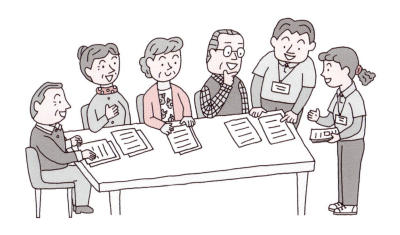

第5章：文献

1) Hortobágyi T, et al. Old adults perform activities of daily living near their maximal capabilities. J Gerontol A Biol Sci Med Sci 2003; 58: M453-60.

2) Tanner RE, et al. Age-related differences in lean mass, protein synthesis and skeletal muscle markers of proteolysis after bed rest and exercise rehabilitation. J Physiol 2015; 593: 4259-73.

3) Xue QL, et al. Initial manifestations of frailty criteria and the development of frailty phenotype in the Women's Health and Aging Study II. J Gerontol A Biol Sci Med Sci 2008; 63: 984-90.

4) Singh MA. Exercise comes of age: rationale and recommendations for a geriatric exercise prescription. J Gerontol A Biol Sci Med Sci 2002;57:M262-82.

5) 島田裕之. 運動. 葛谷雅文, 雨海照祥 (編). 栄養・運動で予防するサルコペニア. 医歯薬出版. 2013. p.134-89.

6) Deutz NE, et al. Protein intake and exercise for optimal muscle function with aging: recommendations from the ESPEN Expert Group. Clin Nutr 2014; 33: 929-36.

7) Miyakoshi N, et al. Prevalence of sarcopenia in Japanese women with osteopenia and osteoporosis. J Bone Miner Metab 2013; 31: 556-61.

8) Ponikowski P, et al. 2016 ESC Guidelines for the diagnosis and treatment of acute and chronic heart failure: The Task Force for the diagnosis and treatment of acute and chronic heart failure of the European Society of Cardiology (ESC)Developed with the special contribution of the Heart Failure Association (HFA) of the ESC. Eur Heart J 2016; 37: 2129-200.

9) Tsuchihashi-Makaya M, et al. Characteristics and outcomes of hospitalized patients with heart failure and reduced vs preserved ejection fraction. Report from the Japanese Cardiac Registry of Heart Failure in Cardiology (JCARE-CARD). Circ J 2009; 73: 1893-900.

10) Fülster S, et al. Muscle wasting in patients with chronic heart failure: results from the studies investigating co-morbidities aggravating heart failure (SICA-HF). Eur Heart J 2013; 34: 512-9.

11) DiBello JR, et al. Association between low muscle mass, functional limitations and hospitalisation in heart failure: NHANES 1999-2004. Age Ageing 2015; 44: 948-54.

12) Kamiya K, et al. Quadriceps Strength as a Predictor of Mortality in Coronary Artery Disease. Am J Med 2015; 128: 1212-9.

13) Kamiya K, et al. Complementary role of arm circumference to body mass index in risk stratification in heart failure. JACC Heart Fail 2016; 4: 265-73.

14) Taylor RS, et al. Exercise-based rehabilitation for heart failure. Cochrane Database Syst Rev 2014; (4): CD003331.

15) Lee CG, et al. Insulin sensitizers may attenuate lean mass loss in older men with diabetes. Diabetes Care 2011; 34: 2381-6.

16) Jones SE, et al. Sarcopenia in COPD: prevalence, clinical correlates and response to pulmonary rehabilitation. Thorax 2015; 70: 213-8.

17) Schols AM, et al. Nutritional assessment and therapy in COPD: a European Respiratory Society statement. Eur Respir J 2014; 44: 1504-20.

18) Spruit MA, et al. An official American Thoracic Society/European Respiratory Society statement: key concepts and advances in pulmonary rehabilitation. Am J Respir Crit Care Med 2013; 188: e13-64.

19) Avin KG, et al. Bone is not alone: the effects of skeletal muscle dysfunction in chronic kidney disease. Curr Osteoporos Rep 2015; 13: 173-9.

20) Isoyama N, et al. Comparative associations of muscle mass and muscle strength with mortality in dialysis patients. Clin J Am Soc Nephrol 2014; 9: 1720-8.

21) 日本腎臓学会. 慢性腎臓病に対する食事療法基準2014年版. 東京医学社. 2014.

22) Castaneda C, et al. Resistance training to counteract the catabolism of a low-protein diet in patients with chronic renal insufficiency. A randomized, controlled trial. Ann Intern Med 2001; 135: 965-76.

23) Li YP, et al. TNF-alpha acts via p38 MAPK to stimulate expression of the ubiquitin ligase atrogin1/MAFbx in skeletal muscle. FASEB J 2005; 19: 362-70.

24) Li W, et al. Interleukin-1 stimulates catabolism in C2C12 myotubes. Am J Physiol Cell Physiol 2009; 297: C706-14.

25) Roubenoff R, et al. Rheumatoid cachexia: cytokine-driven hypermetabolism accompanying reduced body cell mass in chronic inflammation. J Clin Invest 1994; 93: 2379-86.

26) Dao HH, et al. Abnormal body composition phenotypes in Vietnamese women with early rheumatoid arthritis. Rheumatology (Oxford) 2011; 50: 1250-8.

27) Summers GD, et al. Rheumatoid cachexia: a clinical perspective. Rheumatology (Oxford) 2008; 47: 1124-31.

28) Subramaniam K, et al. Infliximab reverses inflammatory muscle wasting (sarcopenia) in Crohn's disease. Aliment Pharmacol Ther 2015; 41: 419-28.

29) Peterson MD, et al. Resistance exercise for muscular strength in older adults: a meta-analysis. Ageing Res Rev 2010; 9: 226-37.

30) Denison HJ, et al. Prevention and optimal management of sarcopenia: a review of combined exercise and nutrition interventions to improve muscle outcomes in older people. Clin Interv Aging 2015; 10: 859-69.

31) Taaffe DR. Sarcopenia--exercise as a treatment strategy. Aust Fam Physician 2006; 35: 130-4.

32) Peterson MD, et al. Influence of resistance exercise on lean body mass in aging adults: a meta-analysis. Med Sci Sports Exerc 2011; 43: 249-58.

33) Binder EF, et al. Effects of progressive resistance training on body composition in frail older adults: results of a randomized, controlled trial. J Gerontol A Biol Sci Med Sci 2005; 60: 1425-31.

34) Vechin FC, et al. Comparisons between low-intensity resistance training with blood flow restriction and high-intensity resistance training on quadriceps muscle mass and strength in elderly. J Strength Cond Res 2015; 29: 1071-6.

35) Bonnefoy M, et al. The effects of exercise and protein-energy supplements on body composition and muscle function in frail elderly individuals: a long-term controlled randomised study. Br J Nutr 2003; 89: 731-9.

36) Reid KF, et al. Comparative effects of light or heavy resistance power training for improving lower extremity power and physical performance in mobility-limited older adults. J Gerontol A Biol Sci Med Sci 2015; 70: 374-80.

37) Taaffe DR, et al. Once-weekly resistance exercise improves muscle strength and neuromuscular performance in older adults. J Am Geriatr Soc 1999; 47: 1208-14.

38) DiFrancisco-Donoghue J, et al. Comparison of once-weekly and twice-weekly strength training in older adults. Br J Sports Med 2007; 41: 19-22.

39) Pennings B, et al. Whey protein stimulates postprandial muscle protein accretion more effectively than do casein and casein hydrolysate in older men. Am J Clin Nutr 2011; 93: 997-1005.

40) Cermak NM, et al. Protein supplementation augments the adaptive response of skeletal muscle to resistance-type exercise training: a meta-analysis. Am J Clin Nutr 2012; 96: 1454-64.

41) Børsheim E, et al. Effect of amino acid supplementation on muscle mass, strength and physical function in elderly. Clin Nutr 2008; 27: 189-95.

42) Dillon EL, et al. Amino acid supplementation increases lean body mass, basal muscle protein synthesis, and insulin-like growth factor-I expression in older women. J Clin Endocrinol Metab 2009; 94: 1630-7.

43) Kim HK, et al. Effects of exercise and amino acid supplementation on body composition and physical function in community-dwelling elderly Japanese sarcopenic women: a randomized controlled trial. J Am Geriatr Soc 2012; 60: 16-23.

44) Suzuki T, et al. Low serum 25-hydroxyvitamin D levels associated with falls among Japanese community-dwelling elderly. J Bone Miner Res 2008; 23: 1309-17.

45) Forbes GB, et al. The adult decline in lean body mass. Hum Biol 1976; 48: 161-73.

46) 金憲経ほか. 身体組成の加齢に伴う推移：DXA法による検討. 体育学研究 1999; 44: 500-9.

47) Roth SM, et al. Muscle size responses to strength training in young and older men and women. J Am Geriatr Soc 2001; 49: 1428-33.

48) Lemmer JT, et al. Age and gender responses to strength training and detraining. Med Sci Sports Exerc 2000; 32: 1505-12.

49) Rubenstein LZ, et al. Screening for undernutrition in geriatric practice: developing the short-form mini-nutritional assessment (MNA-SF). J Gerontol A Biol Sci Med Sci 2001; 56: M366-72.

50) Gündüz E, et al. Malnutrition in community-dwelling elderly in Turkey: a multicenter, cross-sectional study. Med Sci Monit 2015; 21: 2750-6.

51) Jensen GL, et al. Adult starvation and disease-related malnutrition: a proposal for etiology-based diagnosis in the clinical practice setting from the International Consensus Guideline Committee. Clin Nutr 2010; 29: 151-3.

52) Johnson DK, et al. Accelerated weight loss may precede diagnosis in Alzheimer disease. Arch Neurol 2006; 63: 1312-7.

53) Gustafson D, et al. An 18-year follow-up of overweight and risk of Alzheimer disease. Arch Intern Med 2003; 163: 1524-8.

54) Atti AR, et al. Late-life body mass index and dementia incidence: nine-year follow-up data from the Kungsholmen Project. J Am Geriatr Soc 2008; 56: 111-6.

55) Qizilbash N, et al. BMI and risk of dementia in two million people over two decades: a retrospective cohort study. Lancet Diabetes Endocrinol 2015; 3: 431-6.

56) Ye BS, et al. Unstable body mass index and progression to probable Alzheimer's disease dementia in patients with amnestic mild cognitive impairment. J Alzheimers Dis 2016; 49: 483-91.

57) Taniguchi Y, et al. Nutritional biomarkers and subsequent cognitive decline among community-dwelling older Japanese: a prospective study. J Gerontol A Biol Sci Med Sci 2014; 69: 1276-83.

58) Kawakami R, et al. Calf circumference as a surrogate marker of muscle mass for diagnosing sarcopenia in Japanese men and women. Geriatr Gerontol Int 2015; 15: 969-76.

59) Kaiser MJ, et al. Frequency of malnutrition in older adults: a multinational perspective using the mini nutritional assessment. J Am Geriatr Soc 2010; 58: 1734-8.

60) Tamura BK, et al. Factors associated with weight loss, low BMI, and malnutrition among nursing home patients: a systematic review of the literature. J Am Med Dir Assoc 2013; 14: 649-55.

61) Imai E, et al. Prevalence of chronic kidney disease in the Japanese general population. Clin Exp Nephrol 2009; 13: 621-30.

62) Menon V, et al. Long-term outcomes in nondiabetic chronic kidney disease. Kidney Int 2008; 73: 1310-5.

63) Obi Y, et al. Impact of age and overt proteinuria on outcomes of stage 3 to 5 chronic kidney disease in a referred cohort. Clin J Am Soc Nephrol 2010; 5: 1558-65.

64) 日本腎臓学会. エビデンスに基づくCKD診療ガイドライン2013. 東京医学社. 2013.

65) Fouque D, et al. A proposed nomenclature and diagnostic criteria for protein-energy wasting in acute and chronic kidney disease. Kidney Int 2008; 73: 391-8.

66) Moon SJ, et al. Relationship between stage of chronic kidney disease and sarcopenia in Korean aged 40 years and older using the Korea National Health and Nutrition Examination Surveys (KNHANES IV-2, 3, and V-1, 2), 2008-2011. PLoS One 2015; 10: e0130740.

67) Volpi E, et al. Essential amino acids are primarily responsible for the amino acid stimulation of muscle protein anabolism in healthy elderly adults. Am J Clin Nutr 2003; 78: 250-8.

68) Katsanos CS, et al. A high proportion of leucine is required for optimal stimulation of the rate of muscle protein synthesis by essential amino acids in the elderly. Am J Physiol Endocrinol Metab 2006; 291: E381-7.

69) Volpi E, et al. The response of muscle protein anabolism to combined hyperaminoacidemia and glucose-induced hyperinsulinemia is impaired in the elderly. J Clin Endocrinol Metab 2000; 85: 4481-90.

70) Dardevet D, et al. Muscle wasting and resistance of muscle anabolism: the "anabolic threshold concept" for adapted nutritional strategies during sarcopenia. ScientificWorldJournal 2012; 2012: 269531.

71) Okada K, et al. Association between masticatory performance and anthropometric measurements and nutritional status in the elderly. Geriatr Gerontol Int 2010; 10: 56-63.

72) Murakami M, et al. Relationship between chewing ability and sarcopenia in Japanese community-dwelling older adults. Geriatr Gerontol Int 2015; 15: 1007-12.

73) Kikutani T, et al. Relationship between nutrition status and dental occlusion in community-dwelling frail elderly people. Geriatr Gerontol Int 2013; 13: 50-4.

74) Tamura F, et al. Tongue thickness relates to nutritional status in the elderly. Dysphagia 2012; 27: 556-61.

75) Maeda K, et al. Decreased tongue pressure is associated with sarcopenia and sarcopenic dysphagia in the elderly. Dysphagia 2015; 30: 80-7.

76) Kuroda Y, et al. Relationship between thinness and swallowing function in Japanese older adults: implications for sarcopenic dysphagia. J Am Geriatr Soc 2012; 60: 1785-6.

77) Kuroda Y. Relationship between swallowing function, and functional and nutritional status in hospitalized elderly individuals. Int J Speech Lang Pathol Audiol 2014; 2: 20-6.

78) Ribeiro MT, et al. Validity and reproducibility of the revised oral assessment guide applied by community health workers. Gerodontology 2014; 31: 101-10.

79) Chalmers JM, et al. The oral health assessment tool--validity and reliability. Aust Dent J 2005; 50: 191-9.

80) Shiraishi A, et al. Poor oral status is associated with rehabilitation outcome in older people. Geriatr Gerontol Int 2017; 17: 598-604.

81) 白石愛ほか. 高齢入院患者における口腔機能障害はサルコペニアや低栄養と関連する. 静脈経腸栄養 2016; 31: 711-7.

82) Belafsky PC, et al. Validity and reliability of the Eating Assessment Tool (EAT-10). Ann Otol Rhinol Laryngol 2008; 117: 919-24.

83) Wakabayashi H, et al. Head lifting strength is associated with dysphagia and malnutrition in frail older adults. Geriatr Gerontol Int 2015; 15: 410-6.

84) Chin A Paw MJ, et al. The functional effects of physical exercise training in frail older people : a systematic review. Sports Med 2008; 38: 781-93.

85) Daniels R, et al. Interventions to prevent disability in frail community-dwelling elderly: a systematic review. BMC Health Serv Res 2008; 8: 278.

86) Theou O, et al. The effectiveness of exercise interventions for the management of frailty: a systematic review. J Aging Res 2011; 2011: 569194.

87) Chou CH, et al. Effect of exercise on physical function, daily living activities, and quality of life in the frail older adults: a meta-analysis. Arch Phys Med Rehabil 2012; 93: 237-44.

88) de Vries NM, et al. Effects of physical exercise therapy on mobility, physical functioning, physical activity and quality of life in community-dwelling older adults with impaired mobility, physical disability and/or multi-morbidity: a meta-analysis. Ageing Res Rev 2012; 11: 136-49.

89) Cadore EL, et al. Effects of different exercise interventions on risk of falls, gait ability, and balance in physically frail older adults: a systematic review. Rejuvenation Res 2013; 16: 105-14.

90) Giné-Garriga M, et al. Physical exercise interventions for improving performance-based measures of physical function in community-dwelling, frail older adults: a systematic review and meta-analysis. Arch Phys Med Rehabil 2014; 95: 753-69.

91) de Labra C, et al. Effects of physical exercise interventions in frail older adults: a systematic review of randomized controlled trials. BMC Geriatr 2015; 15: 154.

92) Fiatarone MA, et al. Exercise training and nutritional supplementation for physical frailty in very elderly people. N Engl J Med 1994; 330: 1769-75.

93) Tieland M, et al. Protein supplementation improves physical performance in frail elderly people: a randomized, double-blind, placebo-controlled trial. J Am Med Dir Assoc 2012; 13: 720-6.

94) Galvan E, et al. Protecting skeletal muscle with protein and amino acid during periods of disuse. Nutrients 2016; 8. pii: E404. doi: 10.3390/nu8070404.

95) Rothenberg EM. Resting, activity and total energy expenditure at age 91-96 compared to age 73. J Nutr Health Aging 2002; 6: 177-8.

96) 日本静脈経腸栄養学会. エネルギー代謝とエネルギー必要量. 日本静脈経腸栄養学会静脈経腸栄養ハンドブック. 南江堂. 2011.

97) Miyake R, et al. Validity of predictive equations for basal metabolic rate in Japanese adults. J Nutr Sci Vitaminol (Tokyo) 2011; 57: 224-32.

98) English KL, et al. Leucine partially protects muscle mass and function during bed rest in middle-aged adults. Am J Clin Nutr 2016; 103: 465-73.

99) Deutz NE, et al. Effect of β-hydroxy-β-methylbutyrate (HMB) on lean body mass during 10 days of bed rest in older adults. Clin Nutr 2013; 32: 704-12.

100) Hsieh LC, et al. Effect of beta-hydroxy-beta-methylbutyrate on protein metabolism in bed-ridden elderly receiving tube feeding. Asia Pac J Clin Nutr 2010; 19: 200-8.

101) 第6期和光市介護保険事業計画（長寿あんしんプラン）http://www.city.wako.lg.jp/var/rev0/0032/7688/2015422114540.pdf

102) 厚生労働科学研究費補助金長寿科学総合研究事業「虚弱・サルコペニアモデルを踏まえた高齢者食生活支援の枠組みと包括的介護予防プログラムの考案および検証を目的とした調査研究」(H24-長寿-一般-002) 報告書

103) Hikichi H, et al. Effect of a community intervention programme promoting social interactions on functional disability prevention for older adults: propensity score matching and instrumental variable analyses, JAGES Taketoyo study. J Epidemiol Community Health 2015; 69: 905-10.

104) Ishikawa Y, et al. Social participation and mortality: does social position in civic groups matter? BMC Public Health 2016; 16: 394.

結 | これからの介護予防を見据えて

　本書「サルコペニアがいろん」は、サルコペニアをキーワードとして、これからの介護予防戦略を意識したさまざまなクエスチョンを設定し、それに対して専門家が回答する形式で構成した。

　サルコペニアはフレイルとともに、介護予防を考えるうえできわめて重要な病態であり、チームとしてその予防・介入を行うことが必要である。すなわち、医師のみならず、すべてのメディカルスタッフがサルコペニアの病態を理解し、共通の認識をもって予防・介入を実践することにより、サルコペニアを合併する高齢者を減らすことが可能となる。その延長線上には要介護者の減少という展望があり、今後ますます高齢化が進んだとしても要介護高齢者が徐々に減少して、さらなる健康長寿が達成されるのではないかと期待している。本書がその一助になれば、と祈念する。

2017年5月
国立研究開発法人
国立長寿医療研究センター 副院長

荒 井 秀 典

2025年ブックス　健康寿命をのばし介護を予防するために
サルコペニア 概論 がいろん

2017年7月31日　第1版第1刷発行
監　修　荒井秀典

発行所　ライフサイエンス出版株式会社
　　　　〒103-0024　東京都中央区日本橋小舟町8-1
　　　　TEL 03-3664-7900（代）　FAX 03-3664-7734
　　　　http://www.lifescience.co.jp/
デザイン　堀ノ内達也
イラスト　若泉さな絵
印刷所　株式会社八紘美術

Printed in Japan
ISBN 978-4-89775-361-4 C3047
©ライフサイエンス出版 2017

JCOPY〈（社）出版者著作権管理機構委託出版物〉
本書の無断複写は著作権法上での例外を除き禁じられています。
複写される場合は，そのつど事前に（社）出版者著作権管理機構
（電話 03-3513-6969，FAX 03-3513-6979，e-mail: info@jcopy.or.jp）
の許諾を得てください。